江南佛手

中医手法名家吕立江

主审 吕立江

主编 吕智桢

全国百佳图书出版单位

中国中医药出版社

·北京·

图书在版编目（CIP）数据

江南佛手：中医手法名家吕立江 / 吕智桢主编 .
北京 : 中国中医药出版社 , 2025. 4
ISBN 978-7-5132-2354-6

Ⅰ . R274.915

中国国家版本馆 CIP 数据核字第 20259L8C04 号

中国中医药出版社出版

北京经济技术开发区科创十三街 31 号院二区 8 号楼
邮政编码　100176
传真　010-64405721
河北品睿印刷有限公司印刷
各地新华书店经销

开本 787×1092　1/16　印张 12.75　字数 220 千字
2025 年 4 月第 1 版　2025 年 4 月第 1 次印刷
书号　ISBN 978 – 7 – 5132 – 2354 – 6

定价　128.00 元
网址　www.cptcm.com

服 务 热 线　010-64405510
购 书 热 线　010-89535836
维 权 打 假　010-64405753

微信服务号　zgzyycbs
微商城网址　https://kdt.im/LIdUGr
官 方 微 博　http://e.weibo.com/cptcm
天猫旗舰店网址　https://zgzyycbs.tmall.com

如有印装质量问题请与本社出版部联系（010-64405510）

《江南佛手——中医手法名家吕立江》
编委会

主　审　吕立江

主　编　吕智桢

副主编　杨　超　周星辰　陈龙豪

编　委（按姓氏笔画排序）

田　雨　朱永涛　刘　祯　李景虎

吴　双　吴虹娇　何婉玲　陈家正

胡会杰　袁元辉　韩　笑　潘易普

前 言

佛手，一味中药。

佛手，常绿小乔木或灌木，又名佛手香橼、五指柑、福寿柑等，其果实或张或握，因似观音手指而得名。《本草纲目》载佛手："其实状如人手，有指，俗呼为佛手柑。有长一尺四五寸者，皮如橙柚而厚，皱而光泽。其色如瓜，生绿熟黄。其核细。其味不甚佳而清香袭人。"佛手在我国分布较广，其中以江南地区的浙江佛手最为著名，被称为"果中之仙品，世上之奇卉"，雅称"金佛手"。

著名浙派中医手法专家吕立江教授，出生于浙江，幼小时在郎中和堂叔的耳濡目染下，开始上山采药，对中医正骨与针灸产生浓厚的兴趣。一夜惊雷，恢复高考，金榜题名，圆梦中医。1984年就读于浙江中医学院（现为浙江中医药大学）中医学专业（中医骨伤方向），以优异成绩毕业并留校任教，先后师从诸多名医名家，三十余年如一日，以教学为本，临床与科研并重。三尺讲台，教学名师，精研脊柱，创新手法。他独创的"五步复位法"与"杠杆定位手法"治疗腰椎间盘突出症、青少年脊柱侧弯等屡见奇效，创立"脊柱平衡法"与"仰卧旋转扳法"治疗颈椎病、胸椎错缝、骨盆旋移症等疗效显著，深受广大患者信赖和爱戴，被誉为"江南佛手"。他总结理论，指导临床，科学研究，成果颇丰，特色手法，走向世界。

江南佛手，世之奇卉，果中仙品，金黄芳香；理气开郁，健脾和胃，令人舒畅。佛谐福也，佛手送去健康，带来吉祥如意，给予无限幸福。吕立江教授，浙江省名中医，研究脊柱，佛手整脊，挺起脊梁，还您健康。

这是对吕立江教授医德与医技的最高赞誉！

注：1.本书中前两章的图片都是按当年实际场景描绘，书中的手法照片由吕立江、胡会杰拍摄。

2.本专著获浙江省中医药管理局（浙中医药2021-21号）—浙江省名中医专家传承工作室建设项目（GZS 2021026）的资助。

编委会

2024年6月

目 录

第六章 ○ 为人师表 〜〜〜〜〜〜〜〜〜〜〜〜〜〜〜〜

后 记 ○ 吕立江大事纪要 〜〜〜〜〜〜〜〜〜〜〜

第一章

中医萌芽

沃洲湖畔 崭露头角

从杭州钱塘江出发，沿曹娥江逆流而上，经绍兴上虞到嵊州，此时船行悠悠，绿树荫浓，水碧山青，眼下的这条江便是著名的剡溪了。继续沿剡溪逆上而行，很快进入新昌县，一路风光愈发旖旎，山色愈发清丽，大佛寺、天姥山、沃洲湖，如诗画般一一映入眼帘。这条水路，便是千百年前的唐诗之路，是从杭州向东进入新昌的主要路线。在这条路上，有一座著名的山，名曰天姥山，是古往今来无数诗人向往的精神家园。

天姥山峰峦起伏，山势峥嵘，碧绿的山林环绕着天姥山，将其包裹在一片神秘的氛围之中，犹如一条巨龙沉睡在云海之中。天姥山的月夜很美，唐朝诗人皇甫冉曾写："嵯峨天姥峰，翠色春更碧。气凄湖上雨，月净剡中夕。"照在天姥山上的月亮，同时照在天姥山下的沃洲湖。湖的周围群山环抱，碧波浩渺，景色幽静秀美。历代文人相继往来，络绎不绝，尤其是唐代，留下了数百首诗文，从而成为"唐诗之路"上一颗璀璨的明珠。

沃洲湖边上有个小村镇（图1-1）。这个小村镇名为大市聚镇（现为沃洲镇沃洲村），历来人文荟萃，是浙东商贸重镇。唐朝白居易写的《沃洲山禅院记》称："东南山水越为首，剡为面，沃洲天姥为眉目。"南宋诗人杨万里来到这里，写下了"四面环溪溪外山，置身浑在水云间"的佳句。宋朝理学家朱熹、明代学者方孝孺，均在此留下过踪迹。

走进沃洲村，可见村镇田畴交错，村尾毛竹掩映，村民房前屋后间或种着柿子、杨梅、桃树、石榴等果树。夜晚，山道旁的野栀子花吐露幽幽芬芳。

1962年，吕立江就出生在这座村镇里。

和村镇中大多数孩子一样，年幼时的吕立江经常在池塘里摸鱼捉虾，在田间奔跑追逐，听闻蛙鸣鸟叫，有时，他还喜欢蹲在地上，安静而沉迷地观察益母草边的一群蚂蚁搬家……

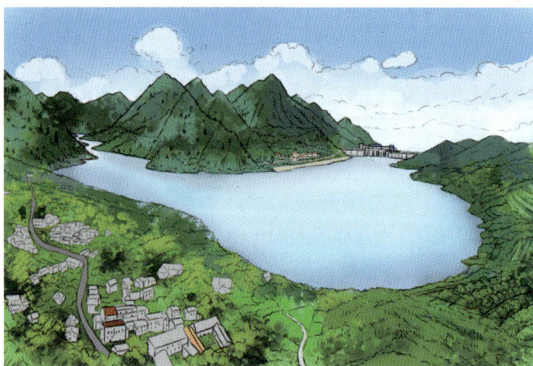
● 图1-1　天姥山与沃洲湖示意图

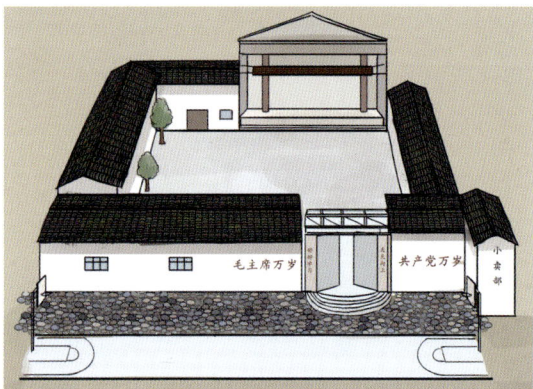
● 图1-2　西河小学示意图

时光飞逝，很快到了上小学的年纪，他上的小学就是西河小学（图1-2）。

那个年代，人们对教育并不重视，"拿手术刀的不如拿剃头刀的，造原子弹的不如卖茶叶蛋的"，大多数村里人认为，读书，不如学点小手艺，早早出来赚钱。在这样的环境下，很多家庭不重视孩子读书，孩子满山野地游玩，不想上学读书的孩子特别多。

吕立江在上学途中，总能遇到一些不想读书的同伴，拉着他出去玩。吕立江不去，他喜欢读书，坚决要去学校上学。同伴们就在路上拦住他，千般阻挠，"上学有什么用？不如和我们一起到山上玩去。"这样的事情经常发生。吕立江只好偷偷避开这条上学路，绕个大圈，沿着小路走到学校。

吕立江非常聪明，学习和理解能力强，而且勤奋努力，上课发言数他最积极，深得老师喜欢。班主任王涛是他们的语文老师，经常表扬他。从小学一年级到小学毕业，吕立江的成绩始终名列前茅（图1-3）。

接着，吕立江在"坑西中学"上了两年中学，再次以村里第一名的优异成绩毕业（图1-4）。

由于教学资源匮乏，进入高中的学生名额极为有限，小山村总共五位初中毕业生，但能够进入高中的名额只有一个。

这一个名额该给谁呢？

如果按照成绩来排名，吕立江是第一，他读高中是名正言顺的。

可有人偏偏不服，心怀妒忌地说："你爸爸是大队长，是领导，二女儿去了县城工作，现在儿子又能上高中，好事情都在你们家了！"

吕立江父亲是位优秀的共产党员，为人诚实，处处要表现先进，不愿为此事争执。

有人提议："为了公平起见，抓阄来决定谁上高中吧！"

吕立江父亲不希望大家有闲话，只能委屈了自家孩子："既然大家提议抓阄，那就抓阄吧。"

抓阄，实是无奈之举。

五个学生站成一排。桌上一个个折好的纸卷，将要决定他们一生的命运。

吕立江小心打开纸卷——很遗憾！吕立江就这样失去了高中读书的机会。

他转而进入村镇里的"五七中学"。20世纪70年代，"五七学校"是当时在全国时兴的一种办学模式，大多办在偏僻的山区、农村，在学校里，要学政治、学军事、学文化，还要从事农副业生产劳动，并不是传统意义上学习文化的学校。

吕立江开始了两年的半工半读生涯。"五七中学"只有语文、数学、化学和物理四门课，而且都是缺少教学经验的代课老师任教，也没有好的课本。老师上课，通常都是讲到哪里算哪里，教语文的老师甚至不会说普通话，全是用新昌土话授课。

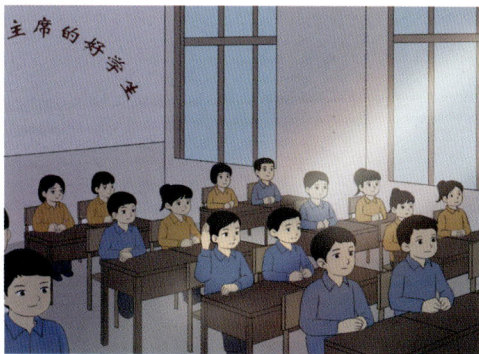

● 图1-3 吕立江小学上课情景图

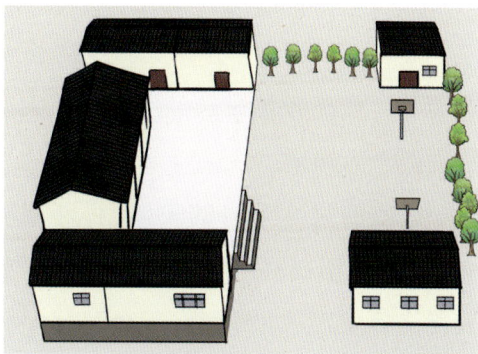

● 图1-4 坑西中学示意图

他们上课时间很少，基本在学农学工。

吕立江在当地的一家做拖拉机及教学幻灯机的机械厂学工，主要负责教学幻灯机尺寸的设计，以及机器加工最后一个环节的校对。他学习和动手能力强，干活麻利，加上为人热心，工友一有困难总爱找他帮忙，他从不推辞，每次都尽全力帮助大家，因而受到了工友们的一致好评，厂里的老师傅也都乐意教他。

到了晚上，吕立江点亮煤油灯，打开向别人借的、十分喜爱的《西游记》阅读，有精彩文句便抄录下来，常常一看就到深夜。虽有很多不理解的地方，但他在抄写和阅读中寻找到了无尽的快乐。凭借大量的阅读及坚持不懈地抄录，吕立江的文化素养在逐渐提高，文字功底也在慢慢积累。

在"五七中学"的两年，无论是读书，还是学工学农，吕立江都是同龄人中的佼佼者。

在这期间，他还对另一门学问产生了极大的兴趣。正是这门学问，不仅改变了他的命运，也成为他此后一生的奉献与追求。

而带他走入这门学问的，是一把"草"。

第二节

天姥山中　采识草药

天姥山，在现今的绍兴新昌县东南五十里。明万历《新昌县志》云："天姥高三千五百丈，围六十里，其脉自括苍山盘亘数百里至关岭入县界，层峰叠嶂，千态万状，最高者名拨云尖，次为大尖、细尖，其南为莲花峰，北为芭蕉山，道家称为第十六福地。"

这座海拔 818 米的天姥山，在浙江并不是最高山，甚至在绍兴也排不上第一。但"山不在高"，李白在《梦游天姥吟留别》的诗中就赞美道："天姥连天向天横，势拔五岳掩赤城。天台四万八千丈，对此欲倒东南倾。"

20 世纪 60 年代末、70 年代初，天姥山脚下的不少村民是以采药来贴补家用的。姐姐告诉吕立江："上山采草药可以去供销社换钱。"

于是在坑西初中和"五七中学"阶段，一到放假，吕立江就跟着姐姐去天姥山采草药。

为了采药，吕立江和姐姐清晨六七点就从沃洲村出发。那时交通条件差，唯一出行工具就是自己的那双脚，一走就是好几个小时，双脚脚底板都被磨出好多水泡。

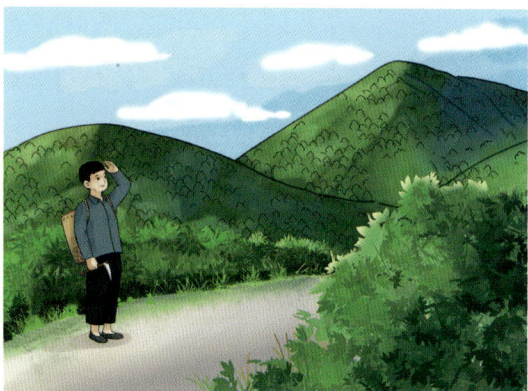

● 图1-5　吕立江上天姥山采药示意图

春天、秋天还好，夏天最为难熬，还未开始上山，汗水已黏糊糊地沾湿整个后背，汗水淌进眼睛则刺生生地疼。

吕立江穿着布鞋，背着竹制箩筐，站在天姥山脚下，抬头仰望这座青绿绵延的大山（图1-5），已然感受到了李白诗句的意境。

他在姐姐的带领下，不畏艰险，沿着山中小径往林中深处去寻找草药。经姐姐的指点，吕立江认识了许多常见草药。

"有些草药具有季节性、时效性，采药时机非常重要。有些草药要爬很高的山才能采到，有些草药长在潮湿的溪水边。想要认识更多的中药，就得付出更多的努力……"姐姐告诉吕立江。

吕立江从小聪明，记东西快，山中草药的外形、生长习性及功用，很快就记得滚瓜烂熟。

刚开始寻草药，靠的是运气，有时满载而归，有时虽步行很远，却采不到所需的草药。渐渐地，吕立江通过对天文的观测及各种草药的观察，总结出了自己的一套寻找、识别草药的方法。

比如寻找鱼腥草，鱼腥草性喜阴湿，多长于溪旁塘边、山坡、田埂等地方，因此可以先循声找到水流。山中溪流清澈，水声叮咚，他沿溪行走，很快就看到开着白色小花的鱼腥草，在溪涧边自由伸展着油亮鲜绿的叶子。

而寻找香附子，则要到向阳处。香附子生存能力很强，繁殖快，蔓延迅速，能适应各种不良环境，多生于荒地、路边、沟边或田间向阳处。

"根据不同草药的不同习性，便可很快找到它们。"

没想到，一个箩筐搭建起了生计与认识草药的桥梁。

随着对草药认识和理解的不断加深，每次采药，吕立江都会去很远、很高的山上。他背着箩筐，一路披荆斩棘，在大树阴影里，在茂盛草丛间不断搜寻。

他把采好的草药送到供销社，跑的次数多了，和供销社的中药收购员就熟络起来。

"今天送来了什么？"收购员热情地询问眼前这个勤奋又踏实的小伙子。

"夏枯草和鱼腥草。"

"品质很好！"看到吕立江早已将采来的夏枯草和鱼腥草晾晒好，收购员忍不住夸赞道。

吕立江知道供销社青睐哪些草药，也知道草药怎样处理，才能在供销社卖上好价钱。

有一次，为了带回一株草药做标本，他顶着烈日，穿越丛林，因长时间奔途，皮肤晒得黝黑。他越过一片矮灌木丛，灌木丛中隐蔽的藤蔓小刺在他腿上划出一道道带血的口子。即使这样，吕立江一点也不觉得辛苦。

天姥山是个天然的大课堂。山中的一草一木，为吕立江展现了一个大千世界。在与供销社收购员的交谈中，什么草药散热，什么草药清凉，什么草药降肺气，什么草药消食化积，什么草药补气祛湿，吕立江都能一一道来。

这些在他人眼中的寻常草木，在吕立江眼里，样样都是宝。

闻气味、尝味道、辨百草，他对天姥山中这些神奇的草木充满好奇，即使日常行走在田间地头，也忍不住四处瞧瞧，看看有没有草药。

正是天姥山中的这一把把"草"，一步步引他走入神奇的中医大门。

第三节

民间正骨 惊奇神效

在物资十分匮乏的 20 世纪 70 年代初，农村的医疗条件很差，有时候小小的感冒甚至都能够夺走人的生命。因此，民间中医也就成了百姓心中的"救世主"。这些无固定诊所、四方行走的"江湖郎中"，手里往往都有自己的绝活，对于某种疾病甚至有着立竿见影的效果。

而让吕立江心中小小的中医种子开始萌发的，正是缘于一位"江湖郎中"。

一天下午，村镇上来了一位郎中及助手，郎中牵着一只猴子，助手敲着铜锣，走到村里的祠堂。猴子活泼有趣，会表演一些翻跟斗等杂技动作，村里人纷纷围到祠堂里观看，一些患病的村民，就会请郎中看病（图1-6）。

吕立江印象深刻的是一位中年男子，面容痛苦，双手扶腰，躯干半弯着，在两个壮汉搀扶下来找郎中。

"我今日在田间干活，想要把一块大石头搬走，由于脚底没站稳，刚弯下腰，就滑了一下，虽没有摔倒，但听见自己的腰'咔嗒'一声，就再也直不起来了。"中年男子紧锁眉头，可以看出，他在竭力忍着腰部的剧痛。

中年男子被郎中扶到祠堂里一张简陋的床上，俯身趴下。

只见郎中在中年男子腰部两侧及脊柱正中反复按压，似乎在寻找什么。

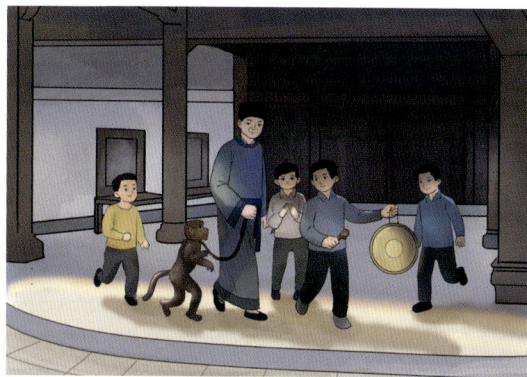

● 图1-6　郎中走医示意图

不一会儿，郎中就嘱咐中年男子缓缓侧身，位于床面的一条腿伸直，上面一条腿自然弯曲，然后郎中一只手扶其肩膀，另外一只手掌扶其腰骶部左右的位置。

"保持自然呼吸，不要屏气。"

只见郎中先是左右晃动中年男子腰椎，然后用力一扳，听见"咔哒"一声响声（图1-7）。

"莫不是骨头断了吧！"吕立江在一旁吓了一跳。

然而神奇的事情发生了，原本

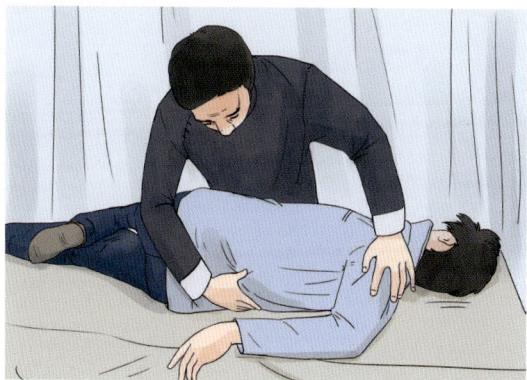

● 图1-7　郎中中医正骨图

痛苦不堪的中年男子竟然能够自主翻身了！

接着郎中嘱他侧向另一边，同样的一番操作后，中年男子奇迹般地站了起来。

"神奇啊，除了腰两侧还有点酸痛以外，其他基本上可以活动自如了。"中年男子连连感谢，口中直喊道："神医啊，真是神医！"

吕立江在一旁看得目瞪口呆，心想：这是什么治疗方法？简直太神奇了！

待中年男子走后，吕立江迫不及待地询问郎中用的是什么方式，为什么见效如此之快。

郎中笑着说道："这是我祖传的民间'绝技'，是传统中医正骨的一部分。这位伤者是因为意外伤了腰，我是通过手摸知道他骨头伤在哪里了，针对伤的部位应用我的'绝技'给他复位，骨头关节复位了，他的腰痛就好了，能够找准骨头位置，手法正骨到位，往往能够达到立竿见影的效果。但是……"

郎中坐下休息，嘬了口茶，说道："并不是所有的腰痛都适合这种办法，如果扭伤导致肌肉拉伤，痛得摸不得，那么就要慎用正骨复位手法，这其中缘由还需要灵活应用，这样才能够运用双手治病。"

听完郎中讲解，吕立江似懂非懂地点了点头，也引起了吕立江对中医正骨的极大兴趣。

第四节

江湖郎中　针灸施术

又一日傍晚，吕立江和朋友正在田间玩耍，远远看到一位中年妇女蹲在田间痛苦地呻吟。

吕立江和朋友连忙快步跑上前去。

中年妇女用手按腹部，额头上冷汗直冒，看起来疼痛难忍。

吕立江和朋友赶紧把中年妇女扶到田边小路上休息。

"你还好吗？"吕立江询问道。

"以前也这样疼过，镇卫生院说是胆囊炎，由于家里困难，没钱好好治疗，只是配了少量的药，回家静养。之前在晚上时不时也会发作，在右上腹部这里疼。"中年妇女脸色苍白，说起话来极为吃力，"只不过这次疼得更加严重。"

吕立江看着中年妇女愈渐虚弱，有点手足无措起来。

疼痛这么剧烈，急需先止痛。但当时止痛药还不普及，身边又没有中药。

怎么办?

"别担心，像之前一样，熬一熬，说不准就过去了。"反倒是中年妇女安慰起吕立江。

这时候，忽然间听到村口的铜锣声，吕立江一阵惊喜，莫非郎中来了? 他赶紧跑向村口，看见一位郎中敲着锣鼓，来到村里。

谢天谢地，吕立江赶紧请来郎中。

郎中见到中年妇女，先询问她痛在哪里，一边按压她的肚子。发现她右上腹沿着右侧肩膀疼痛不止，呼吸时还会加重，然后给她把了脉，又看了舌头。

看郎中在中年妇女肚子上按了按，发现她右侧腹部几个部位有压痛。

郎中初步判断应是慢性胆囊炎急性发作。

郎中从医箱中取出几根银针，在中年妇女的压痛部位用针贴着肋骨边扎了几针，并在小腿上找了几个穴道深深刺了进去，大约操作了10分钟，看郎中不断用手捻转针柄，上下提插，如此反复行针了几次（图1-8）。

不一会儿，中年妇女痛苦的面容慢慢地消退了!

针刺后，中年妇女惊喜地说，右上腹及胁肋部胀痛已经去了六七成。

见中年妇女疼痛减轻，郎中给了中年妇女几包药粉，并嘱咐其平时多饮水。

中年妇女对郎中的医治感激不尽，愁云从她脸上散去，她满面笑容："谢谢医生，谢谢医生，您真是妙手回春啊!"

这一切，被吕立江看在眼里，他的注意力完全被郎中神奇的针

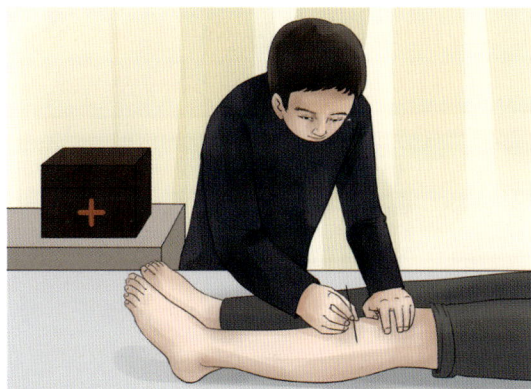

● 图1-8　郎中针刺示意图

灸技术吸引了。

小小几根银针，为何有如此神奇的治病效果？

郎中给完药粉，收完诊金准备离开。本来就对中医正骨十分痴迷的吕立江，哪能放过这一好的机会，立即跟了上去。

看完中年妇女，天色已黑，吕立江毕恭毕敬跟在郎中身后。郎中脸庞消瘦，身材高挑，皎洁的月光照在他脸上，竟有些仙风道骨之感。

吕立江一路在心中琢磨，要怎么开口请教针灸之术，怎么询问穴位的要义？会不会被拒绝？

他不敢多说话，只是一言不发地静静跟着。

不知道走了多久，从村头跟到了村尾，郎中突然停下了脚步。吕立江没反应过来，一个趔趄差点撞上。

"小伙子，你一直跟着我，是有什么事情吗？"郎中首先开口。

吕立江定了定神，忐忑地说："刚才看了您给刚才这位妇女治病，觉得很神奇，没想到这根针有这么厉害，我很是佩服，您能给我详细讲讲吗？"

"哈哈哈……"郎中笑了起来，边走边问，"你对针灸感兴趣？"

"我之前在祠堂看过一位郎中用正骨手法医治好一位男子的腰痛，今天看到您行云流水般的针灸操作，十分钦佩，不知是否能够指点一下？"

郎中不紧不慢地说："多数胆囊炎患者呢，会有上腹部疼痛史，发病初期，中上腹和右上腹就会有持续性疼痛，而且常常在饱餐、进食油腻食物后或夜间发作，疼痛可放射至右肩背。腹痛发作时，还常伴有恶心、呕吐、厌食等消化道症状。中医归属'胁痛'，经络辨证离不开肝胆两经。但循经查穴后，发现这位中年妇女胆经相关穴位反应明显，经络辨证是足少阳胆经。因此，要对症下针，日月穴为胆之募穴，是胆腑之气汇聚于胸部之地；阳陵泉为胆腑下合穴，具有通泄胆腑、舒筋缓急止痛的作用……"

郎中把其中缘由娓娓道来。话刚说完，已经走出了村口。

吕立江听得似懂非懂，却又十分入迷。

郎中见吕立江懵懵懂懂的样子，继续说道："针灸确实是一门很深的学问，但你只要学懂了，应用起来就会得心应手。只要对症，其疗效往往会立竿见影。"

"真是神奇。"吕立江心中无比钦佩。随后，依依不舍地拜别了郎中。

临走前，郎中还留下一句话："能治神者可治针，治神之要在修身。"

没想到，少年时偶遇的两位郎中，成了吕立江从医经历中的启蒙老师。

第五节

中医启蒙 天纵之才

从跟着姐姐在山中采草药，到亲眼见证郎中用正骨手法及针灸治病的场景，中医的大门正在被吕立江缓缓打开。

然而在吕立江中医启蒙的道路上，对他有影响的，还有他的堂叔。

吕立江的堂叔是沃洲村的一名赤脚医生。20世纪70年代的农村，通常是由当地赤脚医生承担救死扶伤的职能。因此，那一代人对"赤脚医生"这个职业有一种特殊情感。

吕立江堂叔曾拜当地一位有名望的老中医为师。

跟师的第一年是没有机会接触患者的，白日里要帮医馆做一系列杂活——劈柴、挑水、扫地、熬药……只有到了晚上，才有时间学习医书。

堂叔说，学医要比想象中辛苦。

"《药性赋》《汤头歌诀》是学习中医必背的两本书，也是中医入门的基础，一定要背到滚瓜烂熟。"老中医对堂叔说。

老中医对学徒极其严厉。他也从未对这两本书作逐字逐句的讲解，学医成不成主要还是看学徒的悟性。

他堂叔不敢有丝毫怠慢和松懈。

每天晚上，他堂叔都将书里的文字，一字字记，一句句背，反反复复，直到背熟为止。

花了大半年的时间，叔叔终于将这两本书倒背如流，烂熟于心。

第二年，他堂叔终于有资格跟在老中医身边，看他坐诊了。同时还得背书。

这回要求背的是《濒湖脉学》。

把脉的实践性很强，堂叔在认真背诵的同时，一有机会就去给人把脉，亲自感受不同人的脉象。

一般到了第三年，学徒才可以坐堂，师傅不在的时候，由学徒处理一些简单病情。

老中医见堂叔如此努力、好学，未到第三年，便给了他诊治患者的机会。

遗憾的是，老中医年事已高，叔叔学习刚满3年时，他便离世了。

"哎……"

吕立江坐在一旁听堂叔讲过去的事（图1-9）。讲到老中医离世，他看到堂叔微微闭上眼，长叹了一口气。

后来，堂叔凭着3年来的所学，加上本身的悟性，开始自己行医看病。慢慢地，在当地小有一些名气。

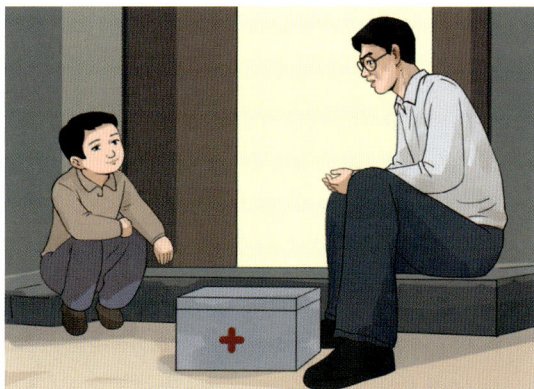

● 图1-9　吕立江倾听堂叔的故事

一日，村里一孩童受凉发热，镇卫生院用西药治疗半月余，仍反复，家人束手无策，最后抱着试试看的心态找到了叔叔。

堂叔对孩童进行了详细的望闻问切，发热恶寒，无汗，周身关节酸痛，口干口渴，舌淡苔白干，脉浮紧。

"这是由于外感风寒，而内有郁热所致。"堂叔说。

随即拟方"大青龙汤"，3剂水煎服。

第二天傍晚，患者父母便激动地找到了堂叔："孩子吃了2剂药精神就好起来了，夜里也没有再发热了。太感谢吕医生了！"

这是吕立江第一次目睹堂叔治病的全过程，心中充满了好奇和疑问。

堂叔告诉他，患儿是得了太阳中风，《伤寒论》38条：太阳中风，脉浮紧，发热，恶寒，身疼痛，不出汗而烦躁者，大青龙汤主之。该患儿的病症正好与之对应，因此有奇效。

吕立江在心里一个劲儿地感叹中医之神奇，对中医的兴趣愈发浓厚。

有一次，一位50岁左右的妇女来村卫生所，说自己总感觉嗓子里有异物，咽也咽不下去，吐也吐不出来，镇卫生院检查后，说是没有什么问题。

堂叔说："这是梅核气。你从一进门到现在，一直在叹气，考虑为肝气郁结，又伴有梅核气的典型特征。"

随即拟方"半夏厚朴汤"，患者服用了7剂，症状基本消失。

还有一次，村卫生所来了一外村的中年妇女，自诉每次饭后都会恶心反胃，曾在镇卫生院看过西医，诊断为"慢性胃炎"，吃过一大堆西药，但症状仍然反复，也尝试过中医，未见明显好转，这是听亲戚朋友介绍找到了堂叔。

堂叔接诊后，详细询问了情况，给她开了"半夏泻心汤"。患者服用7剂后，诸症皆缓解，后续再服原方7剂，症状消失。

这一切，吕立江都看在眼里。

堂叔看吕立江对中医如此有兴趣，时不时给他讲授一些中医基本知识，从阴阳、五行，到中药、方剂，再到辨证论治，吕立江渐渐对中医有了初步认识。

在堂叔的影响下，吕立江在"五七中学"学工期间，见工厂里有工人上火，就会主动给大家泡些野菊花茶；有工人生口疮，就想到堂叔曾告诉他，金银花可清凉解毒，他便为工人们带些金银花……

每次回忆起这段时光，吕立江总是感激万分："堂叔是我的又一位中医启蒙老师！"

第六节

一声惊雷　重回考场

1977年10月21日这一天，《人民日报》刊发了一则重磅报道：国家教育部宣布恢复高考！

真是"一声惊雷"！

"高考"这个特殊名词，时隔多年，再一次呈现在了众人视线里，这将会改变一大批人的命运。

全国学子热血沸腾！

正在"五七中学"读书的吕立江听到这个消息也非常激动，高考的恢复，无疑让他对高中的学习更加充满期待，他追逐中医的梦想也变得越来越清晰。

恢复高考的当年，"五七中学"的数学老师就报考，但遗憾的是，没有考上。之后，化学代课老师也去参加高考了，经过两年的努力考上了浙江农业大学（现浙江大学）。化学代课老师的高考经历，无疑给了吕立江很大触动，"我是不是也能去试试高考"，他想。

吕立江在"五七中学"也很优秀的，老师们对他非常熟悉。为了鼓励吕立江，化学代课老师把自己的高考复习资料借给他。吕立江非常感激，利用晚上时间，在煤油灯下把全部的复习资料抄录下来，进行复习（图1-10）。

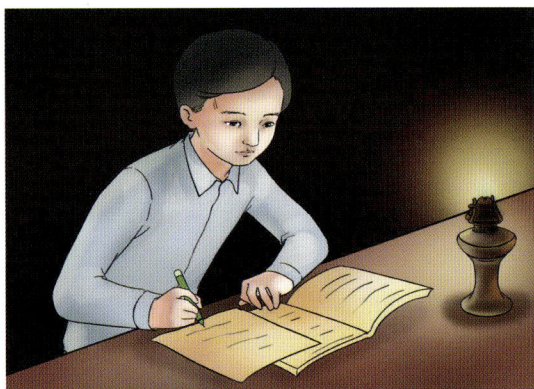

● 图 1-10　吕立江挑灯夜读复习

1978年的一天，吕立江的一名初中同学告诉他："我考到了诸暨农校，你成绩这么好，要不要也试一下？"吕立江受到很大的启发与鼓舞，更加努力复习，准备迎接初中中专考试。

第二年，吕立江参加了初中中专考试。虽在当地考区取得了较好的成绩，但最终还是遗憾地以7分之差，未被录取。

吕立江有些沮丧。

那时的吕立江怎么也不会想到，幸好没能考入中专，否则他怎么能继续进入初三学习，从而一路考入高中，上了大学！

"别沮丧，你这个成绩完全可以去考大学，读中专反倒可惜了！"化学代课老师开导吕立江。

命运的转折再次潜伏在脚下。

高考恢复后，原来两年的初中学制改成了三年。经一位老师的推荐，吕立江插班进入初三学习。

初三学习期间，吕立江更加埋头苦读，各科成绩突飞猛进，在整个新昌县毕业统考中，无论是语文，还是数学、物理等，他的成绩都名列前茅，大市聚镇中学、新昌中学等重点中学都抢着来录取他。

吕立江如愿进入了自己理想的高中。

高中的学习，吕立江更加努力，不敢有丝毫懈怠。每一堂课，他都认真听讲、勤做笔记，并反复总结思考。各科成绩都提升很快，唯有英语拖后腿。

"五七中学"读书期间根本没有英语课程，直到上高中他才开始从 26 个英文字母学起，因此不得不花费更多的时间在英语的学习上。好在多年养成的自学习惯，以及不服输的倔性，让他在高考那一年，啃下了英语这门最难"啃"的骨头。

1984 年，吕立江顺利报名参加高考。这意味着，他曾经的大学梦，愈发触手可及了。

考试前一天，他特意去了一趟天姥山。他在这座山中留下过许多足迹，熟悉这里的一草一木、一溪一石，金银花、鱼腥草、夏枯草、半夏、香附子，甚至是花丛中飞舞的蜜蜂与蝴蝶，他都非常熟悉。

这里是他中医之梦开始的地方。

从天姥山回来，吕立江的心就静了。考前的各种紧张、焦虑，仿佛被山中熟悉的草木给安抚了。

第二天，他平静地走进考场，认真地解答每一份试卷（图 1-11）。

两天半紧张的考试顺利结束。吕立江走出考场，看到外面有一棵巨大的香樟，阳光透过密密枝叶，撒下斑驳而耀眼的金光。

等待公布成绩的这段时间里，吕立江似乎同往常一样，并没有太大区别，一有闲暇，仍会去山上采采草药。

直到 1984 年 8 月 6 日上午，高考成绩公布……

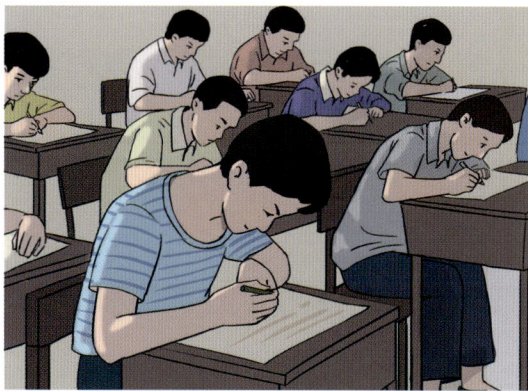

● 图 1-11　吕立江高考的情境图

第二章

圆梦中医

金榜题名 圆梦中医

第一个告诉吕立江被录取的，是他姑妈。

姑妈虽是老式妇女，缠着小脚，却是镇里党员，热心群众服务工作。这天姑妈正巧在县政府开会，看到县政府门口贴着高考录取红榜，"吕立江"的名字赫然在列。

姑妈兴奋异常，踩着两只小脚，一路小跑回去报告喜讯。

"考上了！考上了！"姑妈比吕立江还高兴。

全家人心里的一块石头终于落地。

那个年代，能够考上大学的都可谓是天之骄子，更何况吕立江是这个村庄第一位考上大学的"状元"。

接着是填报志愿。

"报医药专业！"这是吕立江毫不犹豫地选择。

这些年采药和接触中医的经历，让吕立江对中医中药产生了浓厚的兴趣，他想学中医。班主任建议，浙江中医学院（现浙江中医药大学）医学和药学专业都有。这不就是他的理想吗？于是，他将学校锁定为浙江中医学院。

那么，选择中医什么方向呢？

吕立江拿着志愿填报书，思忖良久。

当年郎中巧用正骨手法治腰伤的神奇场景，给吕立江留下了深刻印象，加上父亲腰痛的老毛病经常复发，非常痛苦，而村里人干农活、机械厂里的工友搬卸重物，筋骨损伤疼痛亦很常见，这些都在吕立江心里埋下了想学中医骨伤，为家人、亲朋好友及乡亲、工友解除痛苦的种子。

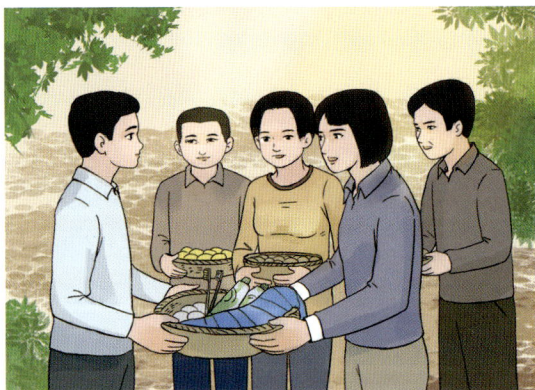

● 图 2-1　村民送礼物示意图

吕立江在志愿书上坚定地写下——浙江中医学院中医学专业骨伤方向。

1984 年 8 月的一天，邮递员将一张大学录取通知书送到了吕立江手上。"录取了！录取了……"听说吕立江考上了大学，整个村镇都沸腾了。乡亲们纷纷送礼，表达心意，有赠送一块毛巾与牙刷的，有拎着一篮鸡蛋的，还有送上自家做的小京生……吕立江被乡亲们淳朴的乡情所感动（图 2-1）。

第二节

熟读经典　夯实基础

1984 年的 9 月，微风不燥，天气晴和，吕立江带着家人和乡亲们的期望，走进了杭州市老浙大直路的浙江中医学院，开始了梦寐以求的大学生涯（图 2-2）。

刚开始的课程主要为基础性学科学习，包括《中医基础理论》

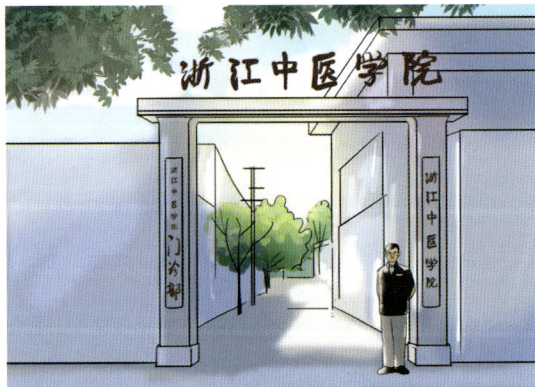

● 图 2-2　吕立江在浙江中医学院校门留影

《中药学》《方剂学》《中医诊断学》《人体解剖学》等。《中药学》对吕立江来说并不困难，此前天姥山的采药经历，已为他打下了一定基础，而《中药学》老师——林乾良，更加加深了他对中药的热爱。

吕立江至今仍记得初见林老师时的情景。第一节《中药学》课，吕立江正坐在座位上预习功课，这时走进一位笑容可掬的老师，穿着一件整洁素净的白衬衫，头发背梳着，圆脸上架着一副黑框眼镜，手上拿着讲义。他缓步走上讲台，放下手上讲义，转身在黑板上写下"中药学"三个字。林老师的字，遒劲有力，势含龙虎。他向学生们介绍道："同学们好，我叫林乾良，负责教授你们这学期的《中药学》。"

林老师讲课风趣幽默，深入浅出，对学生要求严格。上林老师的课，吕立江觉得轻松自如，妙趣横生，首次期末考试，吕立江得了93.5分，为全年级第一，而其他同学考完都觉得太难了，有40%不及格。

林老师除了教授《中药学》，还擅长中医养生研究。他从中医药的角度深入发掘茶叶的药效与疗法，于1983年提出了"茶疗"之说，是国内最早提出这一学说的中医专家。

有一天，林老师把吕立江叫到身边，给他布置了一项工作："这次你考得非常不错。我最近正在编写有关养生的书籍，你可以参与进来，帮助收集资料。收集资料的过程，也是学习的过程。"（图2-3）

能取得林老师的信任，吕立江非常高兴，更不敢怠慢，一有时间就泡在图书馆查阅资料，乐此不疲，这也为他后来撰写多本养生专著打下了良好基础。

虽然《中药学》学得比较轻松，但《中医基础理论》就没那么轻松了。

刚开始接触《中医基础理论》，其中的概念及复杂关系让吕立江一下子理不清头绪，但很快他就找到了方法。他的体会是学习就是将一本书从薄学到厚，又从厚学到薄的过程。"当你吃透它的时候就会发

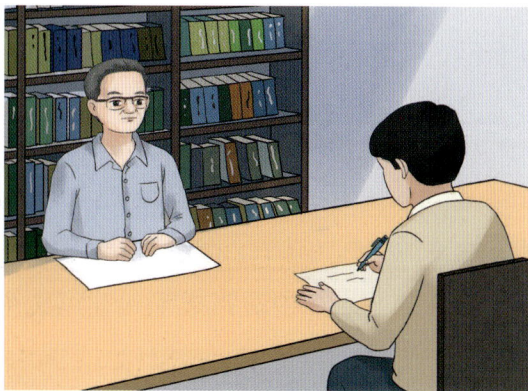

● 图2-3　林老师与吕立江交谈图

现，其实很简单。"

比如说，关于阴阳五行的学习。阴阳五行学说，是阴阳学说和五行学说的合称，不仅是中国古代哲学的基础，还被中医用来解释人体的生理和病理现象，指导诊断和治疗。

中医将事物分为阴阳，阳就是积极的、运动的，阴就是静止的、内向的，万事万物均有阴阳之分，就像凡事都有对立面。在人体中，上为阳、下为阴，外为阳、内为阴，背为阳、腹为阴，腑为阳、脏为阴。阴阳之间互相制约，阴虚阳亢，阳虚阴盛对于人体来说都为病理状态，阴阳平衡是中医治病追求的目标。吕立江读到这里，想起了高中的哲学课程，这不就是哲学上的辩证对立统一的思想吗？想不到中医也用哲学理论来解释人体的生理现象。

吕立江在堂叔启蒙时听到中医阴阳，似懂非懂，还以为是"算命先生"应用的方法呢，想不到阴阳学说还有如此深奥的内涵（图2-4）。

刚接触五行学说时，吕立江觉得复杂难懂。于是他就开动脑筋，在笔记本上画出了五行生克制化图，从而深刻理解了五行之间的关系（图2-5）。

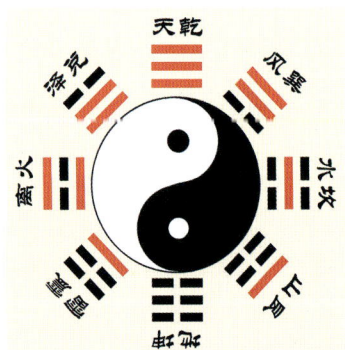

● 图2-4　阴阳八卦示意图　　● 图2-5　五行生化制克图

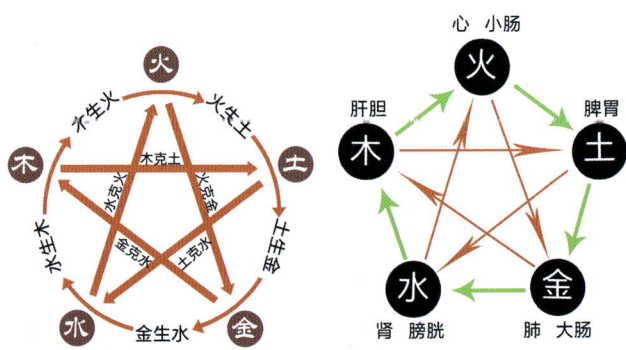

"阴阳、五行学说是中医学中比较重要的两大概念，是学习中医的基础。"花费大量功夫钻研后，吕立江感慨道："只有系统学习中医基础理论，才能对中医有一个更加深刻的认识，而不是像郎中那样，只会凭着经验看病。"

回想起来，在中医基础理论学习上所花的功夫和精力，每一分钟都是值得的。

"想要掌握一门知识，一定要首先弄清楚它的基础理论，做学术、做临床都是这样，万丈高楼平地而起，只有扎实的基础才能不断拔高。"

除了课堂学习之外，吕立江最喜欢的地方就是学校的图书馆。课余时间，室友们都在宿舍打"老K"，而吕立江经常一个人跑去图书馆，埋头在书海里，几乎每次都要待到闭馆时间（图2-6）。

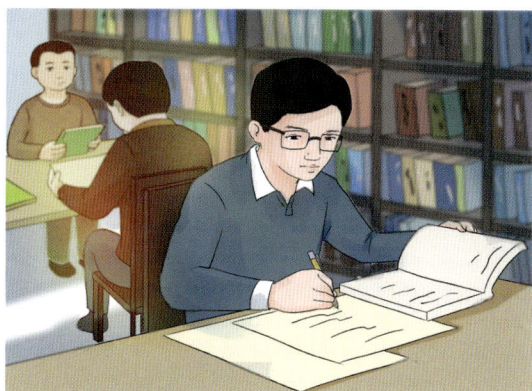

● 图2-6　吕立江在图书馆阅读示意图

他在图书馆里阅读了大量的中医经典医籍，譬如《黄帝内经》《神农本草经》《医宗金鉴》《医学入门》《医学心悟》《脾胃论》等，其中《黄帝内经》《脾胃论》《医宗金鉴》对吕立江影响最大。

《黄帝内经》囊括了阴阳五行、脉象、藏象、经络、病因病机、病症、养生、运气等各类学说，内容丰富详尽，是中医学生必读的一本书籍。

吕立江深谙养生之道，与林乾良教授和《黄帝内经》的影响密不可分。《黄帝内经》有云："上古之人，其知道者，法于阴阳，和于术数，食饮有节，起居有常，不妄作劳，故能形与神俱，而尽终其天年，度百岁乃去……""圣人春夏养阳，秋冬养阴，以从其根……"

吕立江将这些条文烂熟于心，并且不断地提问，不断地思考，从古人智慧中寻找答案。

李东垣开创了中医"脾胃学说"，而《脾胃论》就是其代表作。书中有言："胃中元气盛，则能食而不伤，过时而不饥。脾胃俱旺，则能食而肥；脾胃俱虚，则不能食而瘦。或少食而肥，虽肥而四肢不举，盖脾实而邪气盛也。又有善食而瘦者，胃伏火邪于气分则能食，脾虚则肌肉削，即食㑊也。"

阅读中，吕立江开始思考，民以食为天，人的一生离不开吃，而所吃的食物都要经过脾胃的腐熟消化，因此脾胃在人体内占据了十分重要的地位，是"后天之本"，也即"内伤脾胃，百病由生"。

《医宗金鉴》内容涉及内、外、妇、儿、眼、针灸、正骨等各科的辨证治疗，其中《正骨心法要旨》总结了前人正骨手法经验，将正骨手法归纳为摸、接、端、提、推、拿、按、摩8种手法，并首次提出"骨缝开错"理论。其曰："背者，自后身大椎骨以下，腰以上之通称也。其骨一名脊骨，一名膂骨，俗呼脊梁骨。其形一条居中，共二十一节……若脊筋陇起，骨缝必错，则成伛偻之行。"又曰："法之所施，使患者不知其苦，方称为手法也。"

读到这里，吕立江回忆起了小时候江湖郎中正骨治病的情景，江湖郎中的治疗虽然没有这么高度的理论总结，但其正骨的方法却与此非常相似。于是，他在笔记本中做了详细记录，对这些方法留下了深刻的印象。

大学期间，通过对这些经典医籍的学习，吕立江不仅有"悟性"，还肯下苦功，收获颇多，为他今后在医学道路上的奋进打下了坚实基础。

第三节

幸遇良师 突飞猛进

大学期间，吕立江还幸运地遇到不少印象深刻的好老师，对他的成长帮助巨大。

浙江中医学院老院长何任教授是第一届"国医大师"，他不仅仅是一名出色的临床大家，擅长内科、妇科病的治疗，也是一位优秀的中医教育家。何老在学术上主攻《金匮要略》，造诣颇深，临床善用经方，被称为"经方大师"，有"南何北刘（刘渡舟）"之誉，日本学者称赞何老为"中国研究《金匮要略》第一人"。

何老讲《金匮要略》，深入浅出，生动活泼，引人入胜，非常受欢迎。每次何老的专题讲座（图2-7），吕立江都是提前早早地来到教室，抢占前排座位，认真听讲、做笔记。

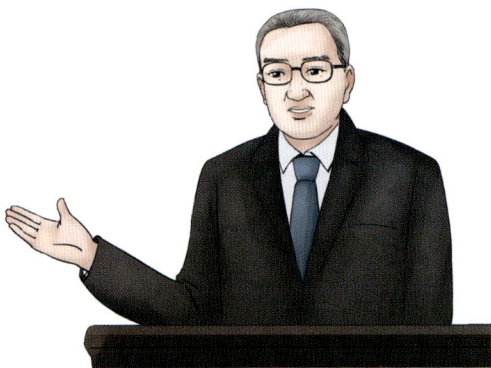

● 图2-7 何任教授讲座示意图

吕立江上大学的第一年，时任浙江中医学院院长的冯鹤鸣教授给他们讲《黄帝内经》。冯老讲课，声音洪亮，充满激情。冯老告诉吕立江，《黄帝内经》是中医学的基石，学习的关键在于研读经文，必须背诵和理解原文，通过精读和通读相结合的方法，先重点研读部分内容作为基础入门，然后通读全篇，归纳总结，这样才能真正理解，指导今后的临床实践。

《中医基础理论》和《中医诊断学》是中医入门的重要基础课，由范永升老师讲授，他后来成为首届全国名中医，并担任浙江中医药大学校长。他的讲课是传统结合现代，理论结合实践，生动、透彻、易懂。

每当谈起蒋文照老师，吕立江都很是兴奋，觉得神奇。蒋老是首批国家级名老中医，中医造诣很深，被称为"中医活字典"。记得1986年，有一次蒋老上课，讲的是"五运六气"与环境气候、人体健康的关系。根据五运六气的理论，可以分析每年的气候变化，从而推论出气候环境对人体健康的影响。他举例用"五运六气"推测1988年将有龙卷风与洪水影响江浙一带。果然在1988年8月8日，一场"龙卷风"正面袭击了杭州，印证了蒋老的预测（图2-8），这给吕立江留下了深刻印象。

蒋老讲课非常风趣，经常会穿插一些有趣的故事，然后通过故事衍生出课堂上所要掌握的知识，以及一些人生的哲理。因而，同学们都爱听他的课。

一次蒋老在讲方剂"十灰散"时所说的一则故事，吕立江至今还记忆犹新。

1944年蒋老拜晚清御医陈莲舫再传弟子——嘉兴名医徐松全为师。徐氏医术精湛，既擅长治温病，取法叶天士；又兼治内科、妇科、儿科杂证，法宗陈莲舫。蒋老5年学徒期满，遂悬壶开业。一次遇到一位因为肺结核导致大咳血的患者，当时众人束手无策，年轻的蒋老"初生牛犊不怕虎"，随即让周围人找来冷毛巾冷敷患者胸口，然后用十灰散取藕汁冲服。不一会儿，患者的出血就停止了。

"十灰散方中采用大蓟、小蓟、荷叶、侧柏叶、茅根、茜草根、栀

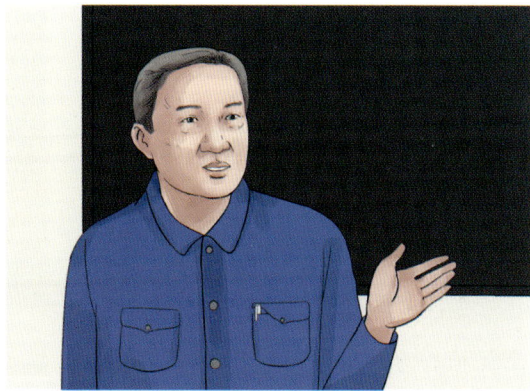

● 图2-8　蒋文照教授讲课示意图

子、牡丹皮、大黄、棕榈皮这10味药烧灰混合研磨成细末，能够凉血止血，主要治疗血热妄行的出血，如咳血、吐血、呕血等病症。"蒋老说。

"通过这个故事，一方面希望同学们能够了解十灰散这张方子及其功效主治，此外更希望同学们能够激发起中医自信，在面对疾病特别是急症的时候，要有勇气去运用自己所学进行处理。中医不是'慢郎中'，对于急症也有着十分显著的疗效。"蒋老补充道。

中医不是"慢郎中"，要相信中医，树立中医自信。吕立江牢记心中。

"除了蒋老，葛琳仪教授也将一生都奉献给了中医学事业，不仅临床上救治患者无数，还为国家培养了一大批优秀的临床医生。"吕立江回忆。

中医难学，几乎是所有中医学专业学生的心声，一边是艰涩难懂的古文，一边又很难有机会碰到真实的案例，只能一味靠死记硬背书本上的知识，很是枯燥乏味。

当时吕立江担任学习委员，经常邀请葛老给同学进行专题讲座，她也经常会去倾听学生们的心声，认为这样才能够更好地改进教学方式，让同学们能够在兴趣中学习。

葛老是第三届"国医大师"，她在临床上的成就颇高，形成了"三位合一，多元思辨""以补为守，善用清和""谨守病机，正本清源"和"用药精简，衷中参西"等具有特色的学术思想和临床经验，并培养了一大批优秀的后辈医师。

"葛老对我影响很大，我一有时间就去临证学习。"回忆起葛老，吕立江心中的敬佩与感激之情溢于言表（图2-9）。

连建伟教授是吕立江的方剂老师，2022年荣获第二届"全国名中医"称号。

连老用方经典，习惯开"小方"。

"患者已经很苦了，看病吃药必然增加经济上的负担，应该多替患者着想。"这是连老经常挂在嘴边的话。开"小方"也是检验一名中医医生临床水平高低的手段。

令吕立江印象深刻的是，连老常和同学们说："我用的好多方子就是一两千年前所记载的，是古人

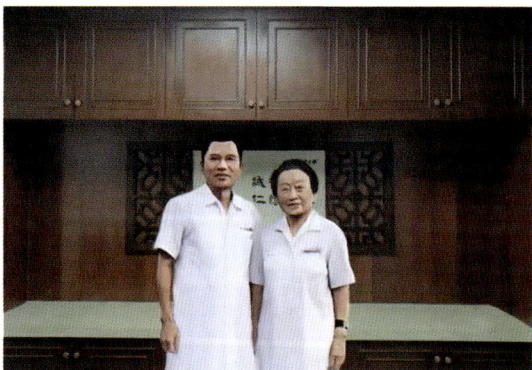

● 图2-9　吕立江与葛琳仪合影图

为我们留下的宝贵财富！用古方治新病，如同拆旧屋盖新房。古人的智慧加上自己的经验，合用几张传统处方，再配合一些单方草药，往往能起到意想不到的效果。"

受连老影响，吕立江开的方子也多是小方，一般也就十多味药。

临床上，连老对内科脾胃病有着丰富的治疗经验。

连老指出，脾胃病虽然有饮食不洁、情志失调、寒邪客胃及脾胃虚弱等病因，也有恶心、呕吐、反酸、嗳气、胃痛胃胀等多种临床表现，但都是以中焦气机升降失司为病机特点，故常以和法立论，疏理中焦气机，健脾和胃助运为基本法则。

吕立江在此后的临床中，受连老学术思想影响，同样十分注重脾胃。在诊断内伤虚损病症时，多从脾胃入手，强调以调治脾土为中心的思想，注重调其内而养其外，以达到内外兼修之用意。

吕立江还记着潘国贤教授。潘老也是绍兴新昌县人，吕立江经常到潘老家中拜访。潘老每次见到吕立江都和蔼地招呼道："小老乡，小老乡。"还热情地留吕立江在家中吃饭（图2-10）。

潘老是新中国成立后回到故乡的，先后担任绍兴人民医院院长，1957年调到浙江中医进修学

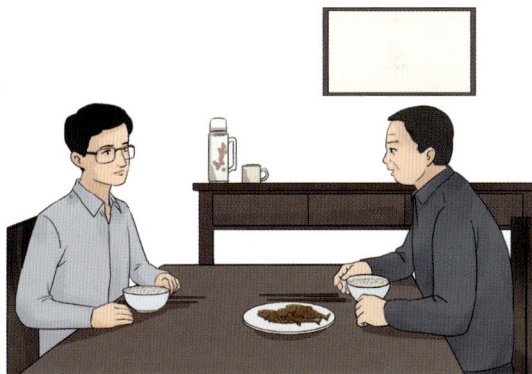

● 图2-10　吕立江在潘国贤教授家中示意图

校（浙江中医学院前身）任教，担任中药教研室主任。潘老在中医肿瘤防治方面卓有成效，1961年在浙二医院开设中医肿瘤专科门诊，1964年在浙江中医学院成立肿瘤研究室，自己担任研究室主任。他根据多年临证经验，整理编著了《肿瘤病方剂》《单方验方选编》等，对历代医家治疗肿瘤病行之有效的验方，以及自己数十年研究肿瘤病辨证论治的自拟方进行了总结。

潘老经常给吕立江讲解治疗肿瘤的原则及用药方法，如针对肿瘤患者的通腑疗法，即反对以苦寒峻泻之药治疗，而提倡补其不足、润其不养的原则。

授课中医骨伤最多的，是周林宽老师。当时周老主要讲腰椎间盘突出症，讲股骨头坏死等伤科疾病。吕立江留校任教后，在杭州老浙大直路的浙江中医学院附属门诊部对面的小二楼病房里，周老还手把手地教吕立江大手法正骨术治疗

腰椎间盘突出症。当时周老身体已经有些虚弱，而正骨需要用力气，因此很多正骨手法都是在周老指导下由吕立江去完成。吕立江回忆道。

在骨伤方向影响吕立江的，还有沈敦道老师。沈老早年师从上海的石筱山、宁波的陆银华、金华的许永茂等多位骨伤科方面的全国名医，深得其传，特别擅长骨伤科疾病的治疗，尤其是脑外伤与膝关节炎（老寒腿）、腰腿痛、类风湿关节炎的治疗。沈老曾赴西班牙、德国、奥地利、英国讲学会诊 10 余年，70 多岁才回国。

课余时间，吕立江一有空就去门诊部跟沈老抄方。

在骨伤手法治疗方面，沈老时常说要多读《医宗金鉴》。书中有云："盖一身之骨体，既非一致，而十二经筋之罗列序属，又各不同，故必素知其体相，识其部位，一旦临证，机触于外，巧生于内，手随心转，法从手出。或拽之离而复合，或推之就而复位，或正其斜，或完其阙，则骨之截断、碎断、斜断，筋之弛、纵、卷、挛、翻、转、离、合，虽在肉里，以手扪之，自悉其情，法之所施，使患者不知其苦，方称为手法也。"这为吕立江后来的手法研究奠定了基础。

提到朱氏头皮针创始人朱明清老师，不得不提到 1987 年 11 月 14 日在北京召开的首届世界针灸学会联合会成立暨学术交流大会上，朱老现场示范用头皮针治疗急性中风偏瘫患者，使其当场站立行走，惊艳众人，从此蜚声海内外。

吕立江读大学时，朱老还在浙江中医学院教针灸，学生中成立了一个头皮针学习小组，吕立江就担任组长。朱老的头皮针针法，对吕立江影响很大。

以上这些老师，以其高超的医术和高尚的医德，潜移默化地影响着吕立江，成为他人生中一笔宝贵的财富。

第四节

留校任教　勤学不辍

五年的大学时光美好而短暂。1989 年，吕立江以综合考核名列年级前茅的优异成绩毕业留校。刚好，学校成立不久的针灸推拿专业急切需要师资力量，于是吕立江就顺利地被分到针灸推拿系。

吕立江任助教期间，除了承担很多课堂教学任务外（图2-11），还兼任教研室的秘书，要去做重要的教学辅助和管理工作。当时，林国明老师担任教研室主任，吕立江跟着林老，协助他进行课堂教学，包括布置作业、讲解知识点、

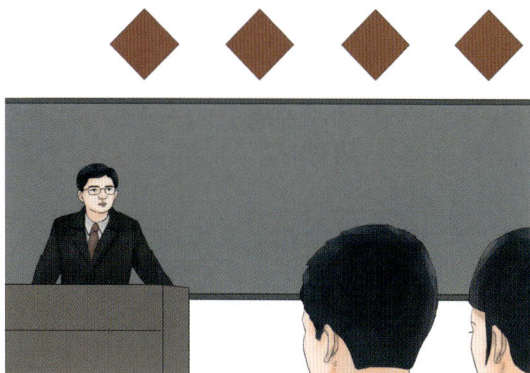

● 图2-11 吕立江大学讲课示意图

解答学生问题等，这些都需要熟悉课程内容，做好充分的备课工作。

这时，吕立江发觉大学期间所学的知识仍不够，为此，他一忙完手头工作，就一头扎进学校图书馆。他再次熟读了《医宗金鉴》《黄帝内经》《伤寒论》《金匮要略》《医学心悟》《温病条辨》《温热经纬》等中医古籍，一边阅读，一边勤记笔记。他发现，这些经典古籍，看一遍远远不够，得一遍遍反复研读，才能深刻领悟其中精要。

比如《黄帝内经》，包含了太多的医理和哲学思想，吕立江把《黄帝内经》的看病思维运用到了临床之上，遵循"知标本者，万举万当；不知标本，是谓妄行""谨守病机，各司其属"等经旨以辨证施治。

在《黄帝内经》影响下，吕立江临床善用古法，但师古而不泥古，他强调理论联系实际，临证灵活掌握。如他长年研究子午流注等古代按时取穴类针法，颇有心得，尤对按时"开穴"的理解更有独到之处，他常说："'开穴''开穴'，此穴'开'则百穴'开'。"故临证多采取按时"开穴"与辨证施治配穴相结合的方法，先刺按时辰推算应"开"之穴位，后刺辨证施治所取穴位。这种方法明显提高了临床疗效，特别是对不少疑难顽症疗效显著。

此外，《针灸大成》《神农本草经》《脾胃论》《医宗金鉴》等都是吕立江的案头书，每每读之，手不释卷，废寝忘食。正是因为熟读中医经典，吕立江临证时尤为注重整体诊察。在外人看来，颈椎病、腰椎病拍个片子就行了，而吕立江却从整体筋骨辨证，结合患者体质、病程长短及预后综合考量，因人而治。

临证不忘经络学说，辨证不忘《黄帝内经》理论，治病自然收效显著。

他时常对学生说，阅读中医经典著作，是学习中医的基本功。只有读书读到不假思索，张口就会，到了临床应用时，才能如源头活水，汩汩而来。

为了提升教学水平，吕立江不断跟着老师听课，学习前辈的教学经验。他听陈省三老师讲内科疾病，讲推拿治疗学；听林国明老师的手法课及推拿功法学。

上课教学之余，吕立江注重提高自己的临床诊疗技能。他每周都要去杭州原环城东路 23 号的浙江中医学院针推中医门诊部坐诊与跟诊，跟高镇五老师学习针灸止痛手法技巧，跟陈省三老师学一指禅推法，跟周林宽老师学大手法正骨术，跟林国明老师学内功推拿。

就这样，吕立江通过努力学习、不断实践、勤动脑筋，使自己的教学与临床水平得到迅速提升。1994 年 10 月晋升讲师，2000 年 10 月晋升副教授，2012 年 11 月晋级为教授……

第五节

针灸练手 手法练功 ～～～～～～～～～

自从留校进入针灸推拿系后，吕立江就与针灸推拿结下了不解之缘。

当时针灸推拿系的主任是高镇五教授，他也是浙江中医学院针推系及针灸学科创始人之一。高老手法高超、取穴精准，尤其是针灸止痛堪称神奇，给吕立江留下深刻印象，他一有空就去跟诊。有一次，一个女学生因痛经上门求医，只见高老在她的气海、关元、三阴交及地机下针，在气海、关元行针刺补法后，又施温针灸，各灸一壮。短短几分钟后，女生的脸色就渐转红润，疼痛也逐渐减轻，等到艾灸结束，腹部疼痛已基本消失了。还有一次，一男子因心悸胸闷 1 年余上门就诊，西医诊断为"心律失常、窦性心动过缓"。高老了解患者的病情后，取素髎、列缺、内关、神门穴，先刺素髎，后选余穴，行速迟补法，缓缓捻转。隔日针刺 1 次，8 次为一个疗程，疗程间休息 1 周。一个疗程中，患者病情就逐渐好转；

疗程结束后，复查心电图已基本痊愈，随访半年未复发。

高老经长期临床实践总结提出"速迟刺法"，即调节气机的三大核心要素：进出针速迟、行针速迟、留针久暂。吕立江跟高老门诊，学习其针灸手法、配穴以及学术经验，大大提升了针灸技能。同时在高老的影响下，吕立江也总结出自己的针灸感悟和经验。

如他对针灸骨伤古籍中有关"调神"的论述有了深刻领会。他认为医者应"神安意专"，才能充分发挥自身的医疗技术；对患者则应处处注意调其神气，使其"神怡意顺"而气血趋向平和，从而最大限度地发挥针刺调理阴阳、扶正祛邪、疏通经络等治疗效应。他非常重视人体气血的作用，认为"气血失调为百病所共有，调理气血乃治病不可少"。这一学术思想运用于临床，对多种痛证的治疗屡显其功。

吕立江对子午流注针法很有兴趣，将其中气血流注有关原理灵活运用于临床诊断，并据此指导治疗，使不少疑难顽症患者得以解除病痛。此外，他还活用气血流注有关理论指导头皮针治疗头痛，取得令人满意的效果。

在临床针灸推拿配穴处方上，吕立江既重视循经配穴法，又善用特定穴，尤喜用募穴、俞穴、原穴、络穴、五输穴、八脉交会穴等。对于取穴数量，他亦提倡"少而精"，但认为要正确理解"少而精"这句话，所谓"少而精"着眼点不在"少"，而在"精"。"精"包括用穴简而不繁，而更主要的是指配穴契合治法，切中病机，方能取得佳效。特别是在治疗过程中要注意谨守病机，随机而变。对于进针手法，吕立江强调针法无痛，又重视无菌操作。为此，他经多年实践摸索，自创一套"徐捻轻压"进针手法，以提升临床效果。

吕立江认为，针刺的补泻作用受多方因素的影响，除手法外，与经穴的主治功效及其配伍及患者的体质、病理变化等也密切相关。临床针刺操作一味强调补泻手法，与临床实际不符，而"得气""气至病所"才是重要的，是针刺取效的关键之一。因此，临床中他很重视针感及其传导。然而，他也反对那种盲求针感而重捣滥刺的做法，认为针感要适中，应以患者所能承受为度，太过则变成劣性刺激，对治疗非常不利。吕立江临床施术，针入皮下后，运针手法多采取轻缓渐进，在初得气后再根据对针下的气感、对患者反应的观察，以及询问患者对针感的感觉等综合情况，酌情缓缓加大指力及捻转幅度等，并配合适度的提插或循按等手法以调整刺激量和气行方向，使患者获得适宜的针感。

吕立江读大学时，学校还没有推拿专业，推拿手法并没怎么接触到。为了学习掌握推拿手法，吕立江轻轻敲响了针灸推拿系副主任陈省三教授的办公室门。

陈老是浙江萧山人，1959年10月毕业于上海推拿专科学校（第一届学生），在校期间跟一指禅推拿名家钱福卿等学习一指禅推拿。

"推拿能够治疗疾病，娴熟手法是最基本要求，推拿手法中一指禅和㨰法是两大最基本的手法，想要学好推拿，就必须熟练掌握一指禅和㨰法。"陈老对吕立江说。

陈老还为吕立江演示了一指禅推法的操作。

只见陈老拿出一泛黄的米袋置于桌子上，然后端坐在桌前，右手拇指指端垂直置于米袋上，其余四指自然弯曲，富有节律性地来回摆动手腕。

陈老的一指禅推法包含了指端推、偏峰推、跪推等，只见他沉肩、垂肘、悬腕、指实、掌虚，紧推慢移，手法娴熟流畅，如行云流水一般，像是手上的舞蹈，优雅而富有力量。力量透过陈老的拇指，柔和、均匀、有力地在米袋上摆动。

"沉肩垂肘是要求我们肩关节和肘关节自然放松，腕关节弯曲悬起，然后通过我们前臂的力量带动腕关节来回摆动，使产生的力量通过大拇指源源不断地作用于施术部位，频率为120～160次/分，拇指在施术部位移动速度要慢，不能够出现滑动。"

吕立江在一旁边听边记，脑中快速将陈老演示的动作再次重复做一遍。

接着，陈老又演示了㨰法的操作。只见他右手半握拳状，用第五掌指关节背侧置于米袋上，同样是富有节律性地用前臂带动腕关节来回摆动。

陈老继续说道："㨰法根据手法的不同，又分为小鱼际㨰法、掌指间关节㨰法等，其操作要点也是要求肩关节和肘关节自然放松，用前臂主动运动的力量带动腕关节来回摆动，腕关节活动范围要达到120°，向前㨰屈腕约80°，回㨰伸腕约40°，使产生的作用力通过小鱼际或掌指关节源源不断地作用于施术部位，频率120～160次/分。㨰法操作时，移动速度同样不宜过快，要吸定在施术部位，而不能来回滑动摩擦。"

陈老认为，推拿手法的基本要求就是持久、有力、柔和、均匀，从而达到深透。

持久，指的是在进行手法操作过程中，首先要有足够的时间。这里足够的时间不单单指时间的长短，还需要有力量的连续性和动作的连贯性作为支撑，从而使手法所产生的作用力能够源源不断地传到施术部位。有力，指的是手法操作过程中必须要有一定的力量和功力，使施术部位受到一定的刺激量。这里的力量并不是蛮力，而是具有柔和性的力量，即轻而不浮、重而不滞、刚中有柔、柔中有刚，在保证力量的前提下能够有一定的舒适性。均匀，是指手法的力度、幅度、节律要保持相应的一致性，不能速度时快时慢，力量时轻时重，幅度时大时小。深透，是以上所有要求的最终结果，也是推拿中非常重要的一点，只有手法具有一定的深透性，治疗才能够直达病所。

陈老顿了顿，语重心长地说："以上四点，任何一点做不到，就无法达到深透的要求，那么这个手法操作就是没有意义的。"

吕立江在心中默默牢记。

同时，陈老让他要在米袋上勤加练习："练习手法一定要肯花时间，三天打鱼两天晒网是练不好的。"

于是，吕立江每天都要花几个小时在米袋上练习手法。

看似简单的两个手法，想要练得有形又有神非常难。刚开始，吕立江急于求成，一不小心，手腕就受伤了。吕立江又痛又惭愧，跑去请教陈老，是不是自己练习的方法有问题。

"你演示一遍给我看看。"陈老说。

吕立江做完后，陈老抓着他的手腕，帮他调整力量。"手腕过于僵硬，肩膀和肘关节没有充分放松，这是关键问题所在。刚开始练习时，切记不能急于施加力量，一定要先把基本的动作学会。"陈老指出。

接着，陈老用推拿手法处理了一下吕立江腕关节的伤痛。只见陈老用他厚实的大拇指放置在吕立江受伤的腕关节上，接着手腕富有节律性地摆动起来，吕立江顿时感觉到一股厚实的力量从皮肤表面穿透到骨缝中去。陈老的拇指沿着手臂缓慢地向上移动，然后又折返回来，整个过程大概持续了20分钟。

操作完毕，吕立江的前臂微微泛红，整条胳膊都感觉热热的，手腕疼痛也缓解了七八分。接着，陈老双手握住吕立江的腕关节，双手拇指置于手腕背侧。"手臂自然放松"，陈老提醒道。只见他先是轻轻抖动了几下腕关节，然后使腕关节过度背伸，当达到极限位置的时候，突然用些寸劲，只听见"咔哒"一声。

上一次听见这种"咔哒"声，还是吕立江在家乡，郎中给中年男子正骨的过程中，没想到这次能在自己身上亲自体验了一下。吕立江活动活动了手腕，竟然一点也不痛了，真是神奇。

陈老告诉吕立江，他这是由于用腕不当而致的"筋骨错位"，由于损伤时间较短，治疗起来比较容易，通过理筋正骨的手法就能够立竿见影，但是还需要好好休养几天。

腕伤好了之后，吕立江继续勤练手法。这一次，他没有之前那样急躁，而是从最基础的"形"开始练起。逐渐地，他摸索到了其中的技巧，能够连续在米袋上操作 1 个小时不觉疲惫。

基础手法练习固然很重要，但吕立江也一直忘不了大学时学习的骨伤正骨手法。一有空，他就会去

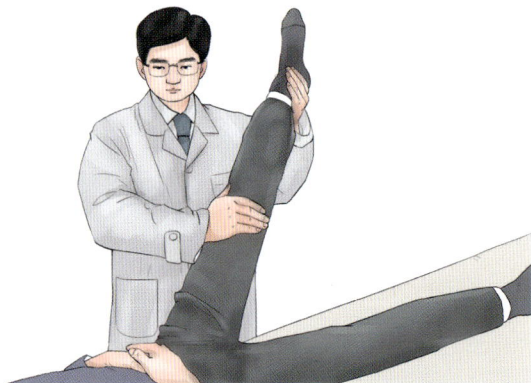

● 图 2-12　吕立江做大手法正骨术示意图

浙江中医学院附属门诊部对面的住院小二楼学习大手法正骨术（图 2-12）。

小二楼住院的患者中，最多的就是腰椎间盘突出症。

当时，手术治疗还不成熟，且大都为开放性的大手术，无论是手术费用，还是手术风险，人们大都不愿意做。因此，手法是较为主流的治疗方式。

中医很讲流派，尤其是骨伤治疗，老中医大都有自己鲜明的特色。吕立江好学上进，不拘泥于门派，只要有好的技术就想方设法去学。当时，浙江省中医院推拿科的沈景允主任创研的"一次性大手法正骨术"（大推拿）治疗腰椎间盘突出症影响很大，弥补了需要多次正骨手法的缺憾，大大提高了腰椎间盘突出症的疗效。于是，吕立江就跟随沈老一起做"大推拿正骨术"，到后来自己独立操作，并做了手法创新。

不管是一指禅推法的基础手法，还是大手法正骨技术，都需要一定的功法基础。于是，吕立江就跟林国明教授学功法。

林老是浙江中医学院针灸推拿系教研室主任，医学气功研究室主任。他在长

期的临床实践与诸多门派大师的深入学习中，融会贯通各家内功精华，形成了自己独特的内功推拿流派；又拜南宗丹道大师胡美成将军为师，得其衣钵真传，形成了自己的周天功流派，达到了"意气相随，内气外布"之境。

吕立江一方面学练胡老将军的空松功与七星功，同时又勤练林老的周天功。

通过勤学苦练，吕立江体会到功法一方面能够强健推拿医师自身的体魄，同时可以增强手法功力、技巧，即"内劲"，使手法真正达到持久有力、均匀柔和、刚中有柔、柔中带刚、刚柔相济、得心应手、运用自如，正所谓"一旦临证，手随心转，法从手出"。

那刚开始应练习哪些功法呢？

就从最简单的"站桩"练起。"站桩"看似很简单，但要想站得稳、站得准还是需要下大功夫的。吕立江最初只能站几分钟，不一会儿腿部就发酸。于是他收功后又上桩，一次次上桩、下桩……功夫不负有心人，吕立江的桩功一天天提高，腿部酸痛感消失了，人与桩仿若成为一体。

接着，吕立江又开始练习少林内功、易筋经、八段锦等功法。

吕立江十分推崇并苦练《易筋经》的十二式，即韦陀献杵式、横担降魔杵式、掌托天门式、摘星换斗式、倒拽九牛尾式、出爪亮翅式、九鬼拔马刀式、三盘落地式、青龙探爪式、卧虎扑食式、打躬击鼓式、掉尾摇头式。即使是最考验体力的卧虎扑食式，吕立江现在仍能毫不费力地连续做 10 个。

越是深入练习，吕立江对功法越发喜爱。他还总结了一套自己学练功法的心得体会，并连续主编了全国中医药行业高等教育"十二五""十三五""十四五"规划教材《推拿功法学》。

经过长期苦练，吕立江的手法早已是娴熟浑厚有力，哪怕手轻轻搭在患者肩膀上，都能感觉如泰山压顶一般厚实，这种感觉就是"内劲"。推拿医师需要的不是力气有多大，而是能够拥有"内劲"，这种"内劲"只有通过长期不断地练习功法才能获得。这也是吕立江即便到了 60 岁，依然能够专家门诊半天治疗 30 个左右患者的秘诀。

"推拿是讲究技巧的，如果你治疗完 1 ~ 2 个患者后，感觉很累，那么就说明你的技巧不够，基本功不扎实。"吕立江领悟到，"推拿不练功，到老一场空。"

吕立江同林老一样，几十年如一日练习功法，雷打不动。

中西结合 各取所长

　　吕立江在担任浙江中医学院针灸推拿系教学任务的同时，每周都会去医院出门诊。1997 年 6 月，又开始承担浙江中医学院针推系门诊部的医疗管理工作，这时的吕立江需要兼顾教学、门诊和医疗管理等工作，忙得像陀螺一样转个不停。但他合理安排好教学与医疗管理工作之后，仍然坚持每周 3 次门诊。他凭借自己多年的勤奋好学、广跟名师，以及对中医的悟性，无论是对骨伤疾病还是内科疾病的诊疗都得心应手，很快就在学院内崭露头角。

　　中医与西医两大医疗体系都广泛应用于我国的临床诊疗。吕立江作为科班出身的中医医生，面对"中西医之争"，常常陷入思考。他认识到，中西医之争，归根究底，其实与两种医学各自的理论体系、文化背景和思维方式差异有关。中医、西医各有所长，作为当代医生，必须中医西医都精通，学会取其精华，去其糟粕。

　　"中医、西医都是一种医疗手段，如何能够让患者受更少的痛苦、花更少的钱而取得最佳的治疗效果，这才是我们做医生应该去思考的。"

　　吕立江临床出诊，对每位患者都必先进行仔细的问诊和查体，然后根据病情开出相应的检查单让患者去做检查，在明确诊断后才会进行治疗。

　　有不少患者质疑："我是来看中医的，怎么你还按照西医的那一套给我开一些检查，你们中医不是把个脉、手一摸就什么都知道了吗？"

　　遇到这种质疑，吕立江总是耐心地解释："中医的望闻问切确实能够对病情把握个七八分，但有很多隐匿性的疾病症状往往表现不明显，只有结合西医学的检查手段才能够准确诊断。此外，通过检查还能够更加明确病变部位，从而更加'精准施治'，以更短的疗程治好疾病。"

　　类似的话，吕立江每次上门诊都会不厌其烦地说上好几遍。听完吕立江的解释，患者都"乖乖"地去做检查。

　　中医"手摸心会"的本领，吕立江早已练就，但他仍常说："作为医生要足够的严谨，不能单单凭经验去诊断，也不能够太相信'自己'，你的一次失误很有可能会给患者带来不可挽回的痛苦。不要担心患者的质疑，作为医生对待患者要有足够的耐心。"

有一次，一位中年男人坐着轮椅进入门诊室。

"腰痛伴右下肢疼痛麻木 1 个多月了，在当地诊疗时说是腰椎骨刺引起的。在当地诊所打了针灸，挂过盐水，症状一直不见缓解。经朋友介绍，找到您这里来的。"患者自诉。

吕立江搀扶着患者躺在了检查床上，为他进行了仔细的查体：腰部肌肉紧张，L4–L5 棘突及椎旁压痛明显，叩击痛（＋），右侧环跳穴压痛明显，左侧轻微压痛，右侧直腿抬高试验（＋），直腿抬高约 50°，加强试验（＋），左侧直腿抬高（±），屈颈试验（＋），双侧 "4" 字试验（－），右下肢拇指背伸跖屈肌力减弱，左下肢正常，双下肢肌张力正常，病理征（－）。

患者神经压迫症状十分明显，吕立江首先考虑腰椎间盘突出症，但由于右侧直腿抬高试验为阳性，要么是突出特别大，要么就是有其他原因。

吕立江马上给患者开了腰椎的 X 线检查单。

20 世纪 90 年代末，医院的影像检查系统还不够先进，拍完后的胶片要很久才能出来，吕立江一直等到下午 1 点钟左右，患者才拿着胶片过来。吕立江赶紧展开胶片仔细查看，只见在 L4–L5 的后方有一边界不清的软组织块状影，不仔细看还真看不出来，这立马引起了吕立江的警觉，很可能不是简单的腰椎间盘突出症。但无论是什么，现在都不适合手法治疗，否则很有可能会加重病情（图 2–13）。

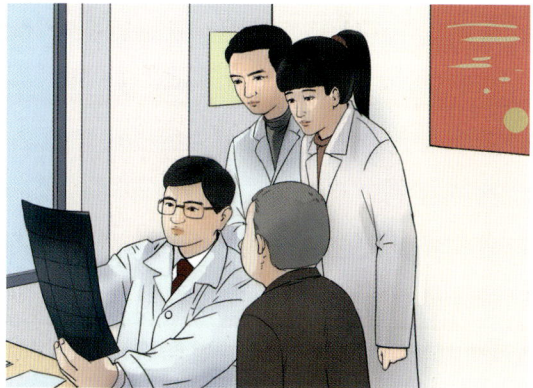

● 图 2–13　吕立江看 X 线胶片示意图

为了慎重起见，吕立江向患者耐心解释，将他收住入院做进一步检查。

入院后即为患者开了腰椎 CT 检查。

在等待检查的那几天中，吕立江早晚都会去看望患者，一方面随时掌握患者病情的变化，另一方面也能够缓解患者焦虑的情绪。腰椎 CT 结果出来了——腰椎肿瘤，吕立江最担心的事情还是发生了。

吕立江看到检查结果后，立即联系患者家属，建议转到骨科进行手术治疗。

过了很长一段时间，这位腰椎肿瘤的患者再次来到门诊，手中提着家乡特产。

"这次来，是要特意谢谢吕医生您啊！要不是您发现得早，我现在很有可能就瘫痪了。"这位患者感激不尽地说。

原来患者在骨科进行了手术治疗，术后病理结果显示是恶性肿瘤，由于发现及时，还没有对周围神经造成损伤，现在患者已经能够正常生活了。

吕立江感慨，如果当时没有西医的影像学检查，而是仅凭经验就盲目地做手法正骨治疗，那么很有可能导致肿瘤压迫神经，出现更加严重的症状，甚至造成患者一辈子都无法正常生活的严重后果。

医学是与时俱进的，中医临床也要借助现代科学技术，提升中医的诊疗水平。

吕立江在教学与门诊之余，始终不忘继续学习为自己充电。他涉猎广泛，除了对《黄帝内经》《医学心悟》这些中医经典著作反复研读，还喜欢学习、汲取现代医学知识，对于西医学的解剖学、病理生理学及影像学等知识也都非常熟悉。

他说："西医学中的解剖学、生理学、影像学等知识对我们中医的帮助是非常大的，中医学科要发展，就必须多学科融合，不能固步自封，止步不前。"

吕立江在正骨临床实践中，发现一些传统的正骨手法存在缺陷，影响疗效。就拿腰椎正骨手法来说，传统的后伸扳法用力笨拙、十分吃力，而且不能精准定位到病变的腰椎节段，这就可能造成其他腰椎节段的损伤，疗效不理想。为此，吕立江反复思考研究，最终借鉴现代生物力学知识，创新了杠杆定位手法，解决了手法费力、定位不准、容易损伤其他软组织等问题，提高了疗效。

正是由于吕立江善于借助多学科与现代科学技术，推崇中西医并用，才能够在中医正骨领域独树一帜。

第三章

高超医术

第一节

仰卧牵枕 巧治颈椎

〜〜〜〜〜〜〜〜〜〜〜

颈椎病是由于颈椎的内外结构失稳，或颈椎间盘退变及其继发的病理改变，累及周围软组织结构而出现相应的一系列临床症状表现的疾病，属于中医学"项痹病"范畴。随着电脑、手机等信息产品的普及，年轻人"低头族"的增加，颈椎病的患病率不断上升，且有年轻化的趋势，严重影响了人们的生活质量。

一、巧治小孩颈椎病

有一天下午，一位 13 岁的女孩在父母陪同下来到了吕立江的门诊，她歪着脖子，表情痛苦，一只手扶着脖子，另一只手挽着妈妈，颤颤悠悠地来到吕立江面前。据小女孩说，早上起来就发现脖子动不了了，疼痛剧烈，有点恶心。

吕立江扶着小女孩缓缓坐下，然后走到小女孩身后进行了仔细的检查：头右偏，活动受限；左侧颈部肌肉紧张，压痛明显；第二颈椎棘突右偏，棘突及椎旁关节突压痛明显。查完后，吕立江心里就有数了，这是颈椎病的急性发作，但为了明确诊断，立即让患者拍了一个颈椎的 X 线片。结果提示，患者颈椎生理曲度反弓，张口位示寰枢关节侧块间隙左宽右窄，差距 3.5mm，骨质未见明显异常。

吕立江当即对孩子家长说："这是由于寰枢关节半脱位引起的颈椎病急性发作，可进行手法整复治疗。"由于患者年纪小，疼痛耐受度很低，普通的正骨手法恐怕难以接受，于是吕立江就嘱咐患者仰卧于治疗床上，自己则坐在患者头部一侧，先用双手手掌托住患者枕部，中指轻轻按揉双侧风池穴，并沿着颈部两侧肌肉一直按揉至颈根处，大概持续了5分钟后，用双手托着颈椎向上抬高，使颈椎处于正常弧度，然后双手向后轻轻地持续牵拉大概1分钟，紧接着一手掌根托着患者的下颌部，另一只手拇指按压在偏歪的棘突上，先将患者颈椎向后牵拉，使关节间隙打开，然后双手同时向对侧发力，以小幅度快速的手法进行关节整复，就听到"咔哒"一声，患者还未来得及反应过来，手法整复已经结束，整个过程轻柔流畅，患者毫无痛苦。

吕立江慢慢扶起小女孩，让她活动活动颈椎，刚开始小女孩还有些畏惧，但慢慢活动后发现，颈椎已经没有那么疼了，基本上可以活动自如，小女孩的父母在旁边直呼神了！

二、仰卧牵枕微调法

颈椎病的正骨手法很多，如传统的斜扳法、定点扳法等，但这些手法大都要求患者处于完全放松状态，而颈椎病急性发作患者往往做不到，因为此时患者疼痛难忍，很难完全放松。于是，吕立江就对在陈省三主任那里所学到的正骨手法进行改良，也就是上面给小女孩所用的手法，吕立江称之为"仰卧牵枕微调法"。具体操作方法如下。

1. 点揉风池：患者取仰卧位，自然放松。医者以手掌托住枕部，拇指近口耳侧，以双中指点揉风池穴，放松颈部两侧的肌肉；再在颈部做指揉与捋法等理筋手法，放松颈部两侧的肌肉3～5分钟（图3-1）。

2. 仰卧牵枕：颈部理筋结束后，双手侧

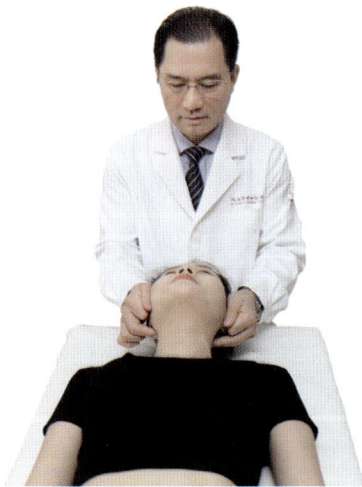

● 图3-1　点揉风池

托颈椎，使之与床面垂直线呈30°～45°角，一手侧向牵拉，一手点揉胸锁乳突肌及肩胛提肌，左右两边各理筋3～5分钟，再双手放在患者颈枕后，用双手指腹托住患者第四颈椎处，用力上托，使颈椎处于正常的前屈位（也会根据具体情况采用后伸位），沿着颈椎向枕后持续牵拉1分钟，然后放松，借助患者的体重进行来回拔伸牵拉，如此反复3～5遍为1次（图3-2）。

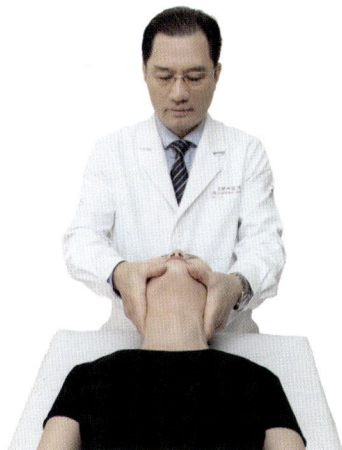

● 图3-2 仰卧牵枕

3. 牵枕微调：医者一手拇指按压于病变节段颈椎之横突前结节，掌根托住其下颌部，另一手掌拇指按压其上或下一椎体关节突上，掌根部托住患者枕颈部。先将患者头颈纵向拔伸片刻，待患者椎间隙拉开后，两手拇指协调，以轻巧的动作，前后推移病变节段，纠正其矢状面移位。以病变脊柱节段棘突、横突为接触点，拇指或食指掌指关节桡侧着力，实施快速小幅度推扳，调整成功时可闻及关节弹响或触及松动感（图3-3）。

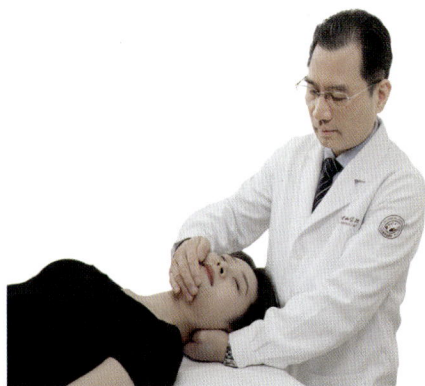

● 图3-3 牵枕微调

仰卧牵枕微调法是以中医的整体观念为基础，结合人体解剖学、生物力学与影像学等理论而改良的特色手法。该手法旨在以最小的手法力度、最小的颈椎被动运动幅度而取得最佳的治疗效果，既能使手法的作用力渗透到颈部软组织，又避免了颈椎扳动时暴力操作所带来的软组织损伤。

目前仰卧牵枕微调法在临床上应用十分广泛。

三、典型案例解析

有一天，吕立江的门诊来了一位32岁的外地女患者，自述自己左上肢已经疼痛了 2 月余，刚开始的时候只是感觉自己颈肩部有些酸痛，并没有当回事，结果 1 个月以后就出现了左上肢疼痛，疼痛得夜不能寐。于是她去某省级医院进行颈椎 MR 检查，显示 C4～5、C5～6 椎间盘突出，神经根受压。医院建议手术治疗，患者惧怕手术，经朋友介绍前来诊治。

吕立江给患者进行了仔细的查体：颈部肌肉紧张，颈椎生理曲度消失，左侧 C5～7 椎旁压痛（+），左侧臂丛牵拉试验（+），右侧（-），旋颈试验（-），艾迪森试验（-），霍夫曼征（-），双上肢肌力、肌张力正常。结合之前患者在当地做的颈椎 MR，吕立江认为这是一例典型的神经根型颈椎病，可以用仰卧牵枕微调法进行治疗。

吕立江认为，颈椎疾病从中医角度来说就是出现了筋骨失衡，筋的问题医生用手就能够感知到，而骨的问题用手只能探知一部分，比如骨质增生等就无法用手摸出来，影像学技术则很好地解决了这一问题。吕立江常说，我们正骨医生不仅要继承老一辈人"手摸心会"的本领，也要学会借助现代医学的最新技术，去更好地为患者解决痛苦。

患者颈椎 DR 片提示：颈椎生理曲度变直，颈椎退行性改变，左侧钩椎关节增生，左侧椎间隙狭窄，张口位片齿状突至右侧块间距较对侧略宽。当天，吕立江就为患者进行了治疗，以仰卧牵枕手法为主，配合针灸、中药，治疗后患者明显感觉左手麻木感减轻。第二次门诊治疗时患者说："2 个月来从来没有睡过这么安稳的觉了。吕医生真是神医啊！"总共经过 6 次治疗，患者的手麻症状已经完全消失。患者离开时非常感激："真没想到困扰自己 2 个多月的颈椎病在一个星期内就被治好了，真后悔没有早点遇到吕医生。"吕立江嘱咐患者，回去后还是要注意保护好颈椎，不要受凉，不要过度劳累，并耐心地教患者锻炼他创立的"仙鹤点水"方法。半年后，患者随家人来城里走亲戚，还特地到吕立江的门诊拜访，告诉吕立江，经过治疗，并遵嘱进行防护和锻炼，自己的颈椎病没有再犯过。

吕立江将此病例作为一个经典的教学案例跟他的学生们分享，并做了解析。目前临床上坐位颈部牵引治疗神经根型颈椎病是最为传统的方法之一。在持续牵引力的作用下，颈椎的椎间隙和椎间孔会增宽，从而减轻骨质增生等病变对神经根的压迫、刺激。但此法对颈椎生理曲度变直的患者却有不利的影响，特别是让患者颈部脊柱呈前屈 10°～15° 进行牵引，会进一步影响颈部脊柱的生理结构，从而造成颈椎结构一种新的不平衡状态。而仰卧牵枕微调法采用颈椎后伸位，符合颈椎的生物力学结构特点，可以使得牵引的最大应力更好地集中在病变部位，同时力量根据人体自身重量，在拔伸牵引时通过一种间断性的牵拉，保证牵引的安全性。

四、颈椎病分型辨治

临床上，颈椎病除了神经根型外，还有交感型、椎动脉型，严重的还有脊髓型，也称为瘫痪型颈椎病。它们的临床表现不一，治法也有区别。

1. 椎动脉型颈椎病：主要表现为眩晕，一般呈发作性，与颈椎位置相关，尤其在颈椎旋转后伸时易出现。眩晕发作时，多伴恶心或呕吐，部分患者有视物模糊、耳鸣或听力下降，少数患者会出现黑矇、晕厥症状。体检可见上项线枕后三角区压痛，眩晕发作时伴眼震，旋颈试验阳性。X 线检查，可发现钩椎关节骨质增生、关节突关节骨质增生；3D-CTA 可清晰显示椎动脉走行情况，如有无狭窄、受压、畸形等。TCD 检查可显示椎动脉血流速度的改变。此型在实施手法治疗时，点揉风池时间可增加 2～3 分钟，牵枕力量要小、持续时间要短，手法转颈的幅度要小，速度要慢。

2. 交感神经型颈椎病：主要表现为交感神经兴奋症状，如头晕、头痛、视物模糊、胸闷、心前区疼痛、心悸，以及肢体发凉或发热、多汗或无汗等。本型颈椎病症状多变，易与相关内科疾病混淆。体征检查可发现棘突旁及横突旁压痛，或伴有心率、血压等改变，少数患者出现霍纳征。影像学检查可显示颈椎曲度改变，骨质增生等退行性改变。本型颈椎病没有特异性辅助检查方法以明确诊断。治疗手法重点点揉风池穴，用斜向上的方向点按，并配合左右牵枕微调。

3. 脊髓型颈椎病：主要表现为上肢或下肢麻木、沉重无力；行走时，有踩棉花感，甚者步态不稳、行走困难；双下肢或胸腹部有"束带感"，部分患者"束带感"有从下往上发展趋势；少数患者出现膀胱和直肠功能障碍，如排尿无力、尿失禁或尿潴留或大便无力等；严重者，可出现明显四肢肌肉萎缩、肢体瘫痪，严重影响生活。体征检查可发现上肢、躯干部节段性分布的浅感觉障碍，肌力下降，肌肉萎缩；受累下肢肌张力增高，腱反射活跃或亢进，病理反射阳性；浅反射如腹壁反射、提睾反射减弱或消失；部分可表现为上肢腱反射减弱或消失，闭目难立征阳性。影像学检查首选 MRI 检查，可以清晰显示受累脊髓受压情况，有无脊髓变性；明确脊髓受压原因，如椎间盘突出、黄韧带肥厚、椎管狭窄、骨质增生、肿瘤等。肌电图检查有助于明确脊髓或神经根受累程度，与某些神经系统疾病相鉴别。根据脊髓的压迫程度及患者的临床表现，选择手法治疗或是手术治疗。脊髓型需要借助影像学 MRI 的诊断，如果影像学 MRI 显示脊髓信号正常，且患者没有明显的四肢活动障碍症状，发病为早期者，可考虑仰卧牵枕微调法，但疗程较长。如果患者影像学检查 MRI 显示脊髓受压情况严重，而且伴随肢体瘫痪症状，仰卧牵枕微调法慎用或禁用，建议手术治疗。

第二节

松解粘连 肩周疾病

肩痛是肩周疾病的一个主要临床表现，其特点为日轻夜重。引起肩痛的疾病有很多，其中包括肩周炎、肩峰下滑囊炎、肱二头肌长头肌腱炎、肩袖损伤、冈上肌腱炎等。由于疼痛，患者常常会减少肩部活动，甚至因疼痛不敢动，这样一来，肩部的粘连就可能发生。

肩周粘连会引起持久的疼痛，并且影响肩关节的活动功能。粘连的机理主要是由于肩关节周围软组织的无菌性炎症的渗出、水肿和纤维化，这种病理性的改变会导致肩关节囊的粘连，进而限制肩关节的正常活动。如果不及时治疗，肩周粘连可能会导致肩部功能的进一步损伤。

一、肩周粘连松解扳法

有一天，一名 49 岁的办公室职员张女士来诊。她因夜间受寒导致肩部逐渐出现疼痛和活动受限。最初，她只是感到肩部不适，后出现疼痛，并逐渐加剧，尤其是夜间痛得让她辗转难眠。她尝试了多种治疗方法，包括药物治疗和物理治疗，但效果都不佳。经朋友推荐，遂来求诊。

吕立江仔细询问了病史，详细检查了她的肩关节活动情况，并通过触诊确定了疼痛的具体部位。检查发现，患者的肩关节周围肌肉明显紧张，活动范围受限，是典型的"冻结肩"症状。

吕立江首先采用松解法，即推揉拿捏法，用大拇指和掌根在患者的肩井穴、肩髃穴等位置进行推揉，逐渐放松肩部肌肉。患者感到一股暖流从肩部蔓延开来，紧绷的肌肉开始放松。这时，吕立江用双手捏住患者的肩部及三角肌，轻柔而有节奏地进行拿捏。患者逐渐感到肩部的压力减轻，疼痛也有所缓解。

接着，吕立江使用牵拉杠杆扳法，这是松解肩关节的关键手法。先轻柔地牵拉患者的肩关节，增加活动范围，每次牵拉的力度都保持稳定和连续，等患者感到肩部逐渐变得灵活起来后，再用内外侧扳法。肩关节外侧扳法：以右肩为例，患者坐位，右上肢外展位。医者位于患者右后方，右手握其右上臂，稍用力牵引使其向外展，左手按压其肩上方固定，先外展其右肩至有阻力，使肩关节加大外侧的扳动（图3-4）。肩关节内侧扳法：以右肩为例，患者坐位，右侧手臂屈肘置于胸前。医者立于其身体后侧，用右手扶按其右肩部予以固定，左手托握其肘部并缓慢地向对侧胸前上托，至阻力位时，瞬间加大上托之力做一定幅度的快速扳动（图3-5）。

治疗完毕，吕立江嘱咐患者回去进行功能训练，同时自我热敷，以促进局部血液循环，软化粘连组织，减轻肌肉痉挛，从而为后续的肩关节粘连康复创造良好的条件。嘱患者热敷15～20分钟，温度适中，以患者感到舒适为宜。

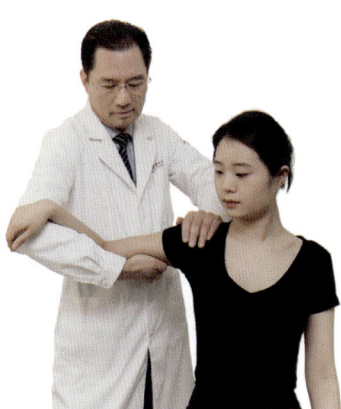

● 图3-4　肩关节外侧扳法

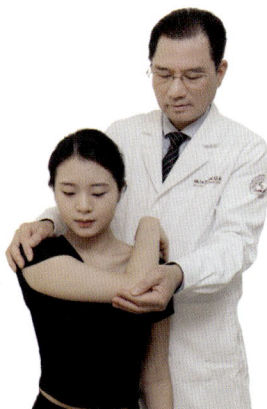

● 图3-5　肩关节内侧扳法

经过 2 周的系统治疗，患者的肩部疼痛明显减轻，肩关节活动度显著增加。她高兴地说："吕医生的治疗让我重新找回了健康的肩膀，终于可以好好睡觉了！"

这就是吕立江针对肩关节粘连的机制和患者的临床表现所总结出的一套独特的"肩周粘连松解扳法"。这套手法注重整体调理，通过对肩关节周围软组织的先松解，以改善血液循环，达到缓解疼痛和恢复肩关节功能的目的。后用牵拉杠杆扳法，通过内外侧的肩部扳动，使肩部粘连的软组织得到松解。多年的临床实践表明，这套手法能够有效缓解肩周粘连，恢复肩关节的功能，极大地改善患者的生活质量。

二、明确诊断辨病因

一天下午，37 岁的倪先生来诊。他是个羽毛球爱好者，因长期打羽毛球导致右肩周及上肢疼痛伴活动障碍。曾去当地医院就诊，被诊断为肩关节周围炎，医生建议他外敷膏药与多运动右肩关节。但经过一段时间的治疗和运动后，症状不仅没有减轻，反而加重了。无奈之下，他找到了吕立江。

吕立江详细询问了患者的病史，并进行了系统的体格检查。他注意到患者的疼痛主要集中在肩部前外侧，压痛在肩部的结节间沟处，并且右上肢外展外旋时疼痛加剧。经过仔细检查，吕立江判断患者肩部疼痛的原因并非是肩关节周围炎粘连，而是肱二头肌长头肌腱炎。

吕立江解释说："肱二头肌长头肌腱炎是由于过度肩关节外展外旋，导致肱二头肌的长头肌腱发生无菌性炎症，进而引起肩部疼痛和活动受限。"明确诊断后，他为患者制定了针对性的治疗方案。

首先，通过推揉法和捏拿法，缓解患者肩部的肌肉紧张。其次，采用牵拉法和旋转牵拉法，缓解肱二头肌的炎症。每一步操作都细致入微，患者感到肩部逐渐变得轻松，疼痛也有所减轻。最后，吕立江嘱咐患者不要过度运动，需要静养休息。

经过一个疗程的治疗，患者右肩的疼痛完全消失，右肩关节活动度恢复正常。他感激地说："吕医生的明确诊断和精准治疗让我感觉如释重负，再也不用担心打羽毛球时的疼痛了！"

又有一位 60 岁的退休教师王先生，主诉肩关节疼痛且活动障碍已有一年多。

曾尝试过多种保守治疗方法，但效果不佳，疼痛和活动障碍一直困扰着他。

吕立江接诊后，详细询问了患者的病史，并仔细检查了他的肩关节活动情况。通过 MRI 检查发现，患者肩袖有肌腱的撕裂性损伤断裂。通过触诊和影像学检查，吕立江确认了"肩袖损伤"的诊断。他解释说："肩袖损伤是肩关节周围的肌腱或韧带发生撕裂，导致疼痛和活动受限。如果肌腱完全撕裂性断裂，单纯的松解手法并不能解决问题，可能需要通过手术治疗。"

针对该患者病情，吕立江制定了详细的治疗方案。先是进行了手术治疗，术后又接受了系统的康复训练。吕立江采用调整法和功能训练法，帮助患者逐步恢复肩关节的正常活动度。

经过几个月的系统康复，王先生的肩关节疼痛逐渐消失，活动度也得到了恢复。他感激地表示："吕大夫的精准诊断和专业建议帮助我避免了不必要的保守治疗，最终恢复了健康。感谢吕大夫让我重新找回了生活的质量！"

吕立江的松解手法之所以能有效缓解患者疼痛，恢复肩关节功能，是因为他在操作过程中始终坚持"治病求本"，明确引起肩部疼痛的原因，制定有针对性的治疗方案，选择最适合的治疗方法，确保治疗的安全性和有效性；治疗主张从轻柔手法到深层通透，再到牵拉扳动松解。根据患者的体质，逐步增加治疗强度，避免一次性过度松解导致损伤。同时嘱咐患者要科学合理地锻炼，甚至要求静养配合治疗，确保患者的舒适度和治疗效果。

第三节

对抗扳法 纠正胸椎

一、易被忽视的疾病

2023 年 6 月 18 日，一位 36 岁的银行职员黄某来诊。自诉背部疼痛 5 个多月，肌肉僵硬板滞，活动受限，有发凉感，夜间加重，入睡困难，并伴有纳食欠佳。舌质淡，苔薄白，脉弦细。2023 年 3 月 15 日曾就诊于浙江省某医院，诊断为背肌筋膜炎，治疗 3 个月后，症状仍未改善。

吕立江查体发现，患者 T3～5 棘突偏歪，左侧椎旁及旁开 1.5 寸压痛，局部肌肉紧张，可触及条索状肌肉结节。据此，吕立江诊断患者是胸椎小关节紊乱症。治疗 3 次后，患者症状缓解。

另有张某，男，17 岁，因"胸闷气急、间歇性呼吸不畅 6 个月"就诊。患者 6 个月前有风寒感冒病史，发热、咳嗽 10 天后痊愈。之后时有胸闷气急、呼吸不畅症状，于 2024 年 4 月 14 日在浙江省某省级医院住院，入院诊断为"病毒性心肌炎"。入院检查：心率每分钟 90 次，心律正常，未闻及心包摩擦音，心电图 ST-S 正常，T 波正常，ST 段未见移位；超声心动图正常，胸部 X 线未见心影增大。实验室检查：血沉 5mm/h，C- 反应蛋白 4mg/L，血清磷酸肌酸激酶同工酶（CK-MB）0.5ng/mL。经抗病毒以及辅酶 Q10、ATP、丹参注射液等药物治疗 14 天，症状有所缓解而出院。但一周后，胸闷气急、呼吸不畅症状再次发作，经友人介绍来门诊。经望、问、闻、触及影像学检查，诊断为胸椎小关节紊乱症。治疗 2 次，患者症状消失。

胸椎小关节紊乱，又称"胸椎错缝症"，是指因外伤、劳损或寒湿等因素导致胸椎小关节突关节微小位移、滑膜嵌顿、小关节半脱位，从而引起胸背疼痛、呼吸不畅或活动受限等症状。多见于办公室白领、IT 行业等伏案工作者。

该病的伴随症状往往有局部剧烈疼痛，甚则牵掣肩背作痛，俯仰转侧困难，常常固定于某一体位不能随意转动，疼痛随胸胁运动增强而加重，且感到胸闷不舒、呼吸不畅、入夜翻身困难，重者可有心烦不安、食欲减退等；部分患者甚至出现胸椎水平面有关脏腑反射性疼痛，如胆囊、胃部等疼痛，或相应节段所支配的脏腑功能出现改变。体征可有局部压痛、肌肉痉挛、因疼痛所致的功能障碍，X 线影像可见棘突偏歪。

长期以来，人们认为胸椎属于较稳定且活动度最小的关节，受损机会较颈腰椎少，因此对本病的认识和重视程度不够，临床研究报道不多，从而易被忽视，使很多胸背痛患者未能得到及时、准确的诊治，甚至被误诊误治。部分患者由于出现呼吸不畅、胸闷乏力等症状，往往怀疑是不是心血管系统或呼吸系统病症，然而去医院相关科室做系统检查并未查出心脏或呼吸方面的问题。因此，胸椎小关节紊乱是一种很容易被忽视的疾病。

目前临床上针对该病的治疗方法很多，如针灸、推拿、拔罐、椎板注射、服用药物、小针刀或外敷药物等，效果不一。长期临床实践表明，采用复位手法纠正胸椎小关节错位是一种有效方法。目前临床上的复位手法主要有旋转复位法、双肩端提法、斜扳复位法、脊柱微调法、端提复位法、环抱复位扳法等。由于胸椎后关节数量多，发生紊乱所引起的症状、体征较为复杂，具体表现与错位胸椎平面的高低、数量的多少、组织累及的程度不同等因素有关，而这些复位方法众多繁杂，存在定位精准度低、针对性不强、随意性较大等缺点，没有统一性，因此不能推广应用。

二、定位对抗扳胸椎

针对这种临床现状，吕立江在大量临床实践的基础上，依据胸椎解剖结构、生物力学特点等，总结出"胸椎定位对抗扳法"。该手法具有定位准确、用力精巧、操作简单、安全有效等优点，通过临床的广泛应用，疗效显著。

该手法的操作步骤如下：

第一步，背部松解法。患者取坐位，医者立于患者身后，在胸椎棘突两旁，以错位病变节段为中心，用㨰法、按揉法对椎旁软组织手法松解 10 分钟左右（图 3-6）。

第二步，胸椎定点对抗扳法。患者坐于治疗椅上，助手抵抱其双膝，医生立于其身后，以指或掌揉松偏歪棘突一侧周围及同侧胸背肌肉，令患者两手交叉

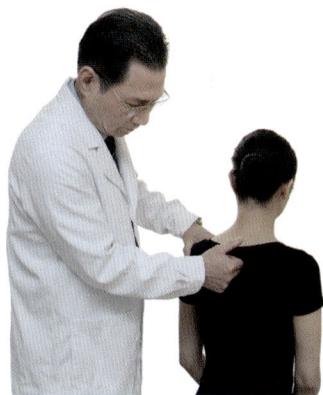

● 图 3-6　背部㨰法松解

扣住后枕，医者用一侧膝部顶住患者胸椎后关节的紊乱位置，用双手从患者后背部伸入其上臂，并握住前臂，然后嘱患者做前俯后仰运动 2～3 次；在患者后伸时，医者两手同时向上、向后快速牵拉扳提，膝部同时将患者的椎体向前、向下方顶按，对抗用力，使其胸椎快速振动，此时可听到"咔嗒"的响声，表示复位成功。

在手法操作过程中医者两手与膝顶用力，动作要协调，后伸扳动与前俯后仰动作的幅度要由小到大，做到"稳、准、巧、快"，患者需要呼吸配合，前倾时吸气，后仰时呼气，切忌屏气。结束手法后，可在患部及周围配合使用按揉、摩法等手法操作 3～5 分钟，辅以小幅度的震颤手法，使局部肌肉放松，皮肤产生温热，以巩固治疗效果（图 3-7，图 3-8）。

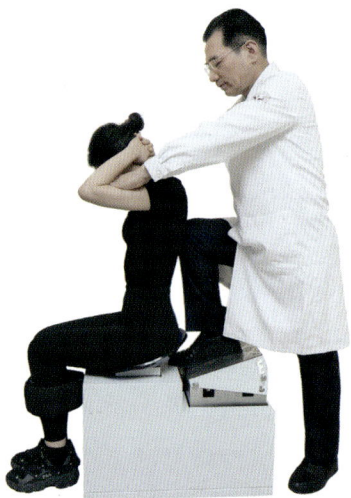

● 图 3-7　胸椎定位对抗扳法（1）　　　　● 图 3-8　胸椎定位对抗扳法（2）

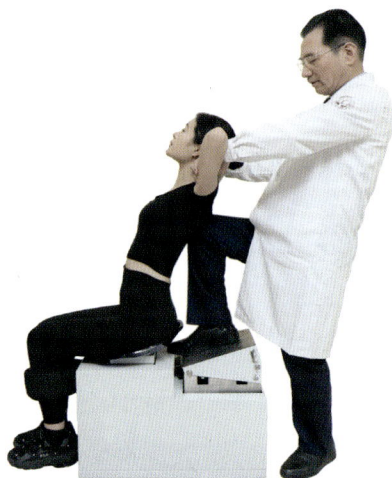

治疗完毕，原患病部位可能会有轻度疼痛，多为关节囊或关节滑膜压迫解除后的余痛，属正常现象，短期内会自行消失。

由于胸椎小关节紊乱患者发病胸椎的位置节段存在不确定性，治疗时往往造成对胸椎棘突对应定位不准，难以达到理想效果。因此，在治疗前须依据触诊结果，必要时结合影像学提示，还可根据患者身材高矮及医者膝部的高度进行灵活调节，准确定位。

胸椎小关节紊乱除了会造成局部的疼痛，还会对心脏、胃肠道产生不同程度的影响。

其一便是脊源性心悸。脊源性心悸是因为胸椎整体增生或退变、椎旁软组织损伤及胸椎关节紊乱或错缝，刺激或卡压脊神经及内脏神经而出现背痛、胸闷、紧束痛、气急、心悸等一系列症候群。无论是急性的还是慢性的损伤，都可造成胸椎的小关节紊乱及附着于胸椎的肌肉张力改变。当胸椎的动态平衡被破坏，就会对胸椎与内脏之间的联系产生影响，无论哪一胸椎节段的平衡被破坏，均可表现出相应的临床症状。而胸椎对抗扳法能够恢复胸椎脊柱的动态平衡，能够使某些被阻断的联系重新连接，从而达到治疗的目的。

其二便是脊源性胃肠功能紊乱症。脊源性胃肠功能紊乱症常表现为胃痛及胸胁部或背部的牵拉、板滞感，伴痞满、嗳气、胸闷等症状。从神经解剖上分析，胃及十二指肠受第5-8交感神经胸节支配，当胸椎小关节紊乱，小关节解剖位置改变，破坏脊柱内外平衡，压迫或刺激相应植物神经，进而诱发胃脘痛等相关症状。胸椎定点对抗扳法可改变小关节与脊神经、交感神经的位置关系，减轻对其的压迫刺激。通过神经体液因素的调节，从而减轻或消除胃脘胀痛、痞满等不适症状。同时研究发现，手法可能是通过调节脑-肠轴的脊柱前神经节使胃肠神经系统改变胃肠黏膜分泌胃动素与胃泌素的含量，从而改善胃肠功能，缓解消化道症状。

因此，一些胸椎小关节紊乱患者经治疗后，心悸症状也消失了，胃痛绵绵的感觉也舒缓了，可谓是立竿见影。胸椎定点对抗扳法不论是治疗脊源性心悸还是脊源性胃脘痛，均能达到显著的临床效果，是一项适宜推广的中医特色技术。

三、技术发明有专利

这项技术虽好，但仍有不断创新和完善的空间。

前面已经提到，由于患者发病胸椎的位置节段存在不确定性，且传统的胸椎对抗扳法在操作时医者膝部的高度比较局限，往往造成其对患者胸椎棘突对应定位模糊，如定位不够准确，难以达到理想治疗效果。

怎么解决呢？

吕立江发明了一种调节装置，即一种胸椎复位法治疗调节装置。通俗地讲，就是一种专用的"可调节的升降椅"。这个装置的座椅操控器，可以根据患者身材高矮及医者膝部的高度进行调节，使得患者身体可以完全放松，医者施力更加集中，并且使医者手法的操作能够针对性地治疗胸椎的每个节段。

具体操作方法为：患者坐于前端的座椅上，其腿部由胸椎调节装置固定座上的弹性材质固定带固定；医者将脚搁置在后方的脚踏板上，随即使用电动遥控面板调节脚踏板高度与患者的座椅高度，使得膝部恰好充分对应患者的患椎位置。令患者双手合拢握紧放于枕后，医者握住患者两侧上臂，做一个控制幅度的前倾后仰，嘱患者配合呼吸，前倾时吸气，后仰时呼气。当患者呼气尽时，医者双手向后向上扳提，同时膝部用力前顶，可听见关节处发出"咔哒"的弹响声，到位即止。

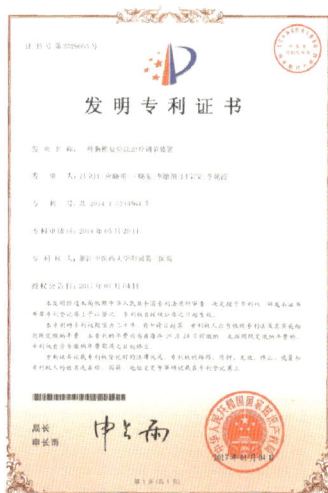
● 图3-9　国家发明专利证书

施力扳动时使用巧力是应用定点对抗扳法的关键，有了这个胸椎复位法治疗调节装置，保证了手法巧力的更好发挥，正如《医宗金鉴·正骨心法要旨》所说："机触于外，巧生于内。"

这个装置，于2014年5月20日获得国家发明专利。专利号：CN201410214564.5（图3-9）。

大家又把这个发明专利叫做"吕氏矫正椅"。借助矫正椅，使矫正方法定位更准确，造福广大医务工作者及患者。

关于在扳提胸椎关节处发出"咔哒"的弹响声，吕立江补充道："临床上，不少医者在手法操作时片面追求'咔哒'声响，并以出现声响作为复位成功的标准，但其实不是所有患者都会出现'咔哒'声响。因此，在手法复位时不要把'咔哒'响声作为复位成功的唯一标准。"

现代研究也表明，"咔哒"声响并不能作为复位成功的一个标志。复位成功的主要标志应是手法用力时要克服关节复位的摩擦力，出现胸椎病变棘突的错动感，而非"咔哒"声响。

为了提高疗效，吕立江还强调，完成复位后，还要在胸背部配合使用按揉、摩法等手法操作3～5分钟，辅以小幅度的震颤手法，使局部肌肉放松，皮肤产生温热，以巩固治疗效果。

四、技术专利重应用

2018年5月的一天，一位中学教师赵女士走进吕立江诊室，愁眉苦脸地说：

"吕医师，我是慕名而来。2年来，我经常感到左肩背部困重酸痛，而且胸闷闷的，呼吸也不畅快。近半月来，我疼痛加重，劳累不堪，今日特此寻求治疗。"

吕立江详细做了检查，发现她转颈、抬肩、拱背后疼痛甚剧。触诊感受到T5棘突明显向右侧偏，背部右转侧受限，T5棘旁明显有压痛、叩击痛，深吸气时，疼痛更甚，并可触及条块状筋结，胸廓挤压试验阴性。接着让赵女士去拍摄胸椎DR片，胸椎正位片示T5棘突明显右侧偏歪。诊断：胸椎错缝症。

于是，吕立江在排除了一系列禁忌后，决定采用胸椎定点对抗扳法治疗。

"不要紧张，深呼吸，放松点！"赵女士坐在吕氏矫正椅上，按照该手法的要求，双手抱颈后低头。只听"咔哒"一声，还没等到赵女士反应过来，整复已经完成。赵女士顿时感觉背部的疼痛减轻了一大半，肩膀也能自由转动，呼吸也顺畅了许多。

"你的症状就是因为胸椎微小的错位引起的，包括你的背部疼痛、呼吸不顺。"

之后，赵女士来复诊，吕立江又按照上述方法治疗1次，以巩固疗效。过了不久，赵女士特意送来锦旗表示感谢，说自己症状已经完全消失。

关于胸椎定点对抗扳法治疗胸椎小关节紊乱症，吕立江根据自己的经验总结说，该手法操作时，尤其需注意松解背部痉挛的肌肉，筋骨并重，筋柔才能骨正，骨正才能筋柔。再者，找到定位点也很重要。在手指触诊时，要找到患椎棘突旁压痛点，附近肌肉紧张或有硬性条索，棘上韧带肿胀。手法操作要协调，做到患者与医生密切配合。扳动时，医生的双手与膝部动作协调，并与患者的呼吸协调；同时，手法要轻巧，切忌用力过猛，并要求患者配合深呼吸，使手法一次复位成功，达到"稳、准、巧、快"的要求。手法整复时，不可盲目追求关节的弹响声，如果症状及体征减轻，说明胸椎小关节已恢复正常，不必重复多次扳动。急性发作时，需提醒患者停止活动，卧硬床休息；在缓解期治疗中，要避免胸椎过度活动，避风寒、畅情志，注意劳逸结合。

吕立江临床数十年，通过使用胸椎定点对抗扳法治愈胸椎小关节紊乱症患者不计其数，可谓手到病除。

五步复位 整复腰突

一、腰椎间盘突出症

腰椎间盘突出症是由于腰椎生物力学结构改变或腰椎间盘发生退行性病变，在外力的影响下纤维环部分或全部破裂，髓核从破裂处突出，刺激或压迫神经根或马尾神经等软组织引起腰痛及下肢放射性疼痛等临床症状。其发病过程及机制异常复杂，目前主要认为长期的久坐、弯腰等因素会使脊柱处于过度负荷状态，增加椎间盘内应力，产生慢性损伤，导致纤维环破裂、髓核退变，引起了腰椎失稳等病理改变，从而发生各种炎性免疫反应和临床症状，并且突出的椎间盘使细胞外基质代谢失衡，影响其降解，导致椎间盘弹性下降，促使椎间盘恶性循环，加速退变。相关研究显示，腰椎间盘突出症好发于中青年，25 ～ 60 岁工作的人一生中至少有一次不同程度腰痛的经历。

腰椎间盘突出症属中医学"腰痛"范畴。《诸病源候论·腰痛候》原文记载："凡腰痛有五：一曰少阴……二曰风痹……三曰肾虚……四曰坠堕伤腰……五曰寝卧湿地……"指出了腰痛的五大类病因。《杂病源流犀烛·腰脐病源流》认为，腰痛病之本为肾虚，而风寒湿热痰饮之邪、气滞血瘀扭闪挫伤为其标。《医学心悟》曰："大抵腰痛悉属肾虚。"腰为肾之府，腰与肾脏密切相关，肾脏的病变往往体现在腰部，故而肾虚导致腰痛。

二、创立五步复位法

目前治疗腰椎间盘突出症的方法，分为手术疗法和非手术疗法两大类。

手术疗法旨在通过切除突出的腰椎间盘组织，解除对神经根的压迫，从而缓解腰痛、下肢放射痛等症状，并恢复患者的正常生活和工作能力。对于保守疗法三个月无效且症状严重（如有马尾神经受压症状、合并严重椎管狭窄等）的患者，建议选择手术治疗。手术疗法通常采用可直视腰椎间盘的后入术式，但因手术对脊柱平衡的破坏性较大，而且常常会带来不少并发症，故大多数患者不易接受。

非手术疗法有中医正骨手法、推拿、针灸、拔罐、药物外敷等。文献研究显示：88%以上的腰椎间盘突出症患者，可以通过非手术疗法得到有效的治疗。临床研究表明，中医正骨手法是非手术疗法治疗腰椎间盘突出症的首选。

20世纪90年代，治疗腰椎间盘突出症的正骨手法采用的是一次性大手法正骨术。大手法正骨术需要硬膜外麻醉下进行，麻醉前要清肠，每个患者手法操作基本一样。因为患者麻醉后失去知觉，无法及时反馈信息，故同样的手法可能在这个患者身上适用，而在另外的患者身上可能就过重或过轻，不符合中医的辨证施法。正骨结束，患者麻醉醒来后，还要固定在床上绝对卧床休息5～7天。

那时，吕立江刚大学毕业不久，在病房里经常看到患者正骨结束后，默默忍受着巨大痛苦。有一个台州来的女患者，躺在病床上整整一个星期不能下床，整天以泪洗面。她每次看到吕立江，就痛苦地哭诉："医生，我太难受了，难受得要死的那种……"

吕立江切身感受到了患者的锥心之痛。

因为痛苦，患者心生恐惧，所以一次性大手法正骨术的临床接受度就差。而且术后绝对卧床一周，还可能导致恶心、呕吐及腹胀、疲劳、肌肉酸痛，产生烦躁不安，依从性差，从而影响治疗效果。

吕立江在临床发现，硬膜外麻醉下一次性大手法正骨术仅对腰椎间盘突出症急性发作3个月以内的疗效较好，而对于反复发作、突出时间长、椎间盘脱出并已经发生钙化、粘连严重的患者疗效就差，对中央型突出及多节段突出者的疗效也不显著。像高龄患者是做不了的，有高血压、心脏病、重度骨质疏松的患者也做不了，对于骨性腰椎管狭窄、侧隐窝狭窄、椎间盘明显钙化等患者需要慎用，对有腰椎滑脱的患者则要禁用。因此，该手法适用范围非常小。

同时，因为常规保守疗法整复幅度较小，门诊治疗能取得较好的即时效果，但时间一长，往往得到总体疗效不佳且易复发的反馈，加之全国各地不同流派在操作手法上相差较大，因此整复疗效也难尽如人意。有的患者可能一次就治愈了，可有同样症状的患者前来诊治，有的不仅没有取得理想疗效，甚至还出现了原有症状更为严重的情况。

腰椎间盘突出症根据病情轻重，往往伴有腰痛、下肢放射痛、间歇性跛行、肢体麻木发凉、肌力减退、马尾综合征等不同症状，不仅给患者带来生理上的巨大痛苦，更有心理上的打击。甚至有严重者导致丧失劳动力，这对一些经济贫困家庭而言，冲击更是巨大。

面对这些情况，吕立江一直在苦思冥想，有什么办法能够减轻患者的痛苦？是不是可以改进一下整复手法，缩短疗程，并扩大其适用范围？能否使治疗更加安全可靠、效果明显稳定，并可减少患者经济负担？

他一步步探索，一步步总结。如果单一的治疗方式没有很好的办法，那复合的整复手法是否能起到 1＋1 大于 2 的效果呢？

说干就干！

吕立江收集整理临床上各大医家的手法特点：有的医家擅长坐位旋转扳法；有的医家擅长脊柱微调；有的医家擅长斜板法；有的医家认为后伸板法更能治疗腰椎间盘突出；有的医家认为腰椎间盘突出核心是粘连的神经根，直接通过直腿抬高来松解神经根，可以取得较好的效果；有的医家认为双手力量有限，调整幅度相对较小，可利用踩跷取得更好的正骨效果；有的医家认为腰椎间盘突出是椎间隙狭窄，牵引是较为可靠的保守治疗方式……

吕立江博采众家之长，结合多年临床经验及扎实的临床技能，主张中医手法治疗如遣方用药，须有君臣佐使，更需临证加减。

君臣佐使是中医方剂学的重要组方理论，旨在通过合理配伍药物而最大限度地发挥药效。同理，中医手法的使用，也不是将所需手法简单罗列，而是要在辨证的基础上，在充分了解病情的基础上，借鉴方剂配伍原则，有针对性地选择手法，灵活组合，在提高疗效的同时减少不良反应。

经过数年的临床实践和经验积累，吕立江根据腰椎解剖学特点及腰椎生物力学特征，在大手法正骨术基础上，吸取众家手法之长，优化组合手法，辨证施法，研究创立了治疗腰椎间盘突出症的一种复合整复治疗方法——五步复位法。

五步复位法，顾名思义，即分松、拉、扳、整、复五个步骤进行复位。

第一步，"松"，即放松法，目的是将患者腰部的软组织松解开来。在做扳法和整复的时候，如果患者的肌肉、韧带处于僵硬的状态，是很难达到理想的复位效果，因此五步复位法的第一步即用一系列基础手法将患者的臀腰部肌肉松解。

放松法组合应用㨰法（图 3-10）等多种基础手法，以解决腰部肌肉的紧张和痉挛，使患部气血流畅，促进炎症水肿吸收，加速突出髓核中水分的吸收；同时使痉挛的肌肉得到松解，缓解了纵向牵引的抵抗性，降低了腰肌紧张对椎间盘造成的纵向挤压负荷，为下一步治疗创造有利条件。

第二步，"拉"，即拉伸法，分为"牵引床腰椎拉伸"（图 3-11）及"仰卧牵抖法"（图 3-12，图 3-13）。

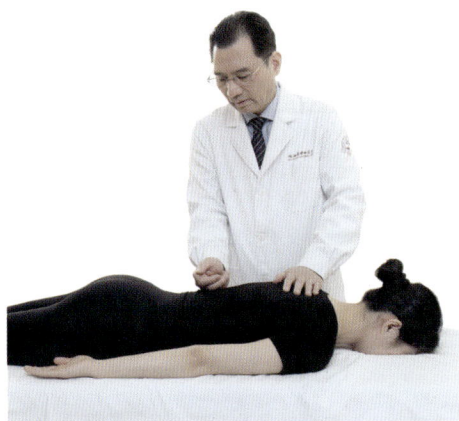

● 图 3-10　腰背部㨰法放松

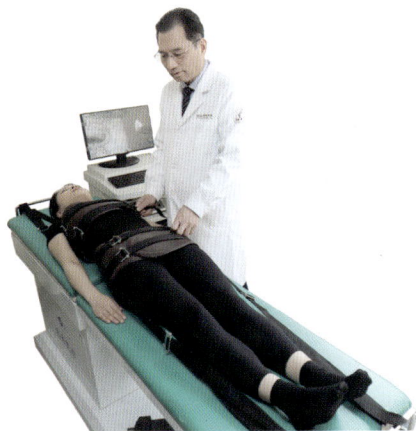

● 图 3-11　牵引床腰椎拉伸

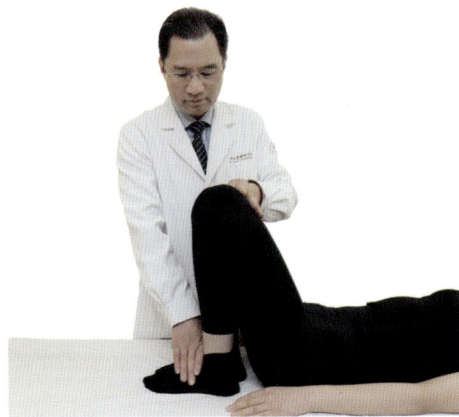

● 图 3-12　仰卧牵抖法（1）

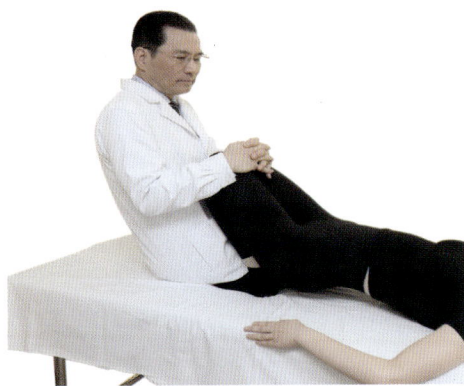

● 图 3-13　仰卧牵抖法（2）

牵引床腰椎拉伸法需患者取仰卧位，用绑带和腰椎固定带分别将胸部与骨盆固定在牵引床上，并根据患者的体重、体质、年龄和耐受情况调整牵引重量。每次拉伸时间为 20 ～ 30 分钟。腰椎拉伸法可使椎间盘在轴向的持续拉力作用下，拉宽腰椎的间隙，降低椎间盘内压力，产生盘内负压。同时，拉伸可以拉开关节突关节，有利于小关节紊乱的纠正和复位。

仰卧牵抖法则是患者取仰卧位后，全身肌肉放松，屈膝屈髋，双下肢并拢，脚跟尽量靠向臀部。医者用双手抱住患者的膝盖上部，用力向后牵拉，使患者的腰部与床离空，然后用快速的手法抖动腰椎，持续牵抖 2 ～ 3 分钟。医者抖动时，要求频率高、幅度小，患者则要全身放松、自然呼吸、不可屏气。手法牵抖可以松解肌肉痉挛，矫正脊柱侧弯，恢复椎间孔的正常外形，解除对神经根的挤压。侧隐窝与椎间孔正好在相邻两个椎间盘同一水平。侧隐窝及神经根通道有足够空间，拉伸后神经根会减轻受压或缓解刺激。

第三步，"扳"，尤为关键，也是五步复位法中技术含量最高的方法之一，主要分为直腿抬高扳法（图 3-14）、腰椎旋转扳法（图 3-15，图 3-16）和杠杆定位扳法（图 3-17，图 3-18）。

直腿抬高扳法要求患者取仰卧位，下肢伸直，全身放松。医者立于患者右侧，右手抬高患者右下肢成 90°，用右手握住患者足底，左手握患者右膝部，左手和右手同时用力将患者右下肢向前方进行扳动，如此反复 3 ～ 5 次。左

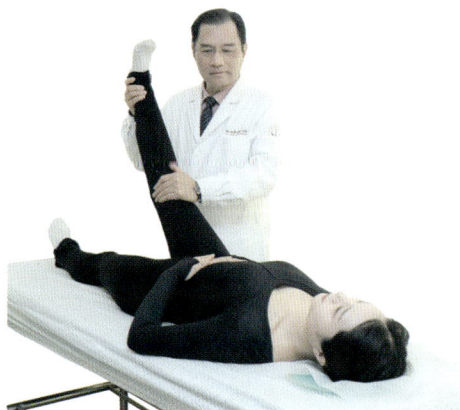

● 图 3-14　直腿抬高扳法

右方向相反，操作手法相同。直腿抬高扳法可使患者下肢肌肉、肌腱得以拉伸，使下肢肌肉韧带充分舒展，腰大肌痉挛得以解除，神经根粘连得到松解。腰椎旋转扳法中患者取仰卧位，双下肢被动屈膝屈髋，医者双手抱住患者双下肢向外侧用力旋转扳动 1 ～ 3 次。左右方向相反，操作手法相同。腰椎旋转扳法可扩大神经根管，改变髓核与神经根的位置关系，使紧压神经根的突出物与神经根位置分离，扩大椎间隙纠正小关节紊乱，恢复腰椎的力学平衡。

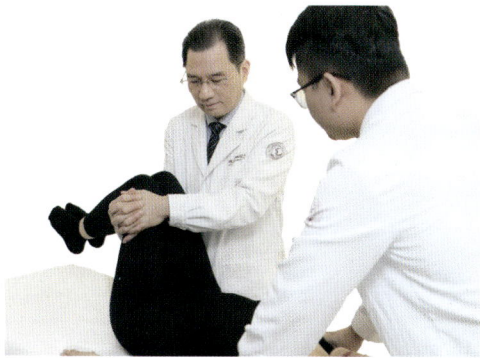

● 图 3-15　腰椎旋转扳法（1）

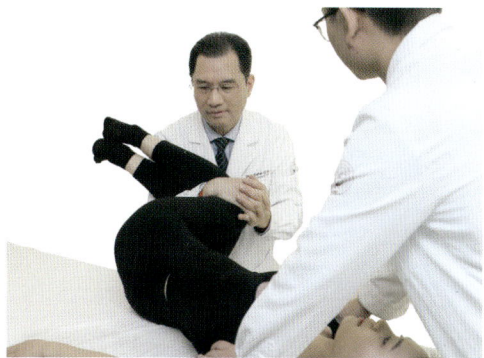

● 图 3-16　腰椎旋转扳法（2）

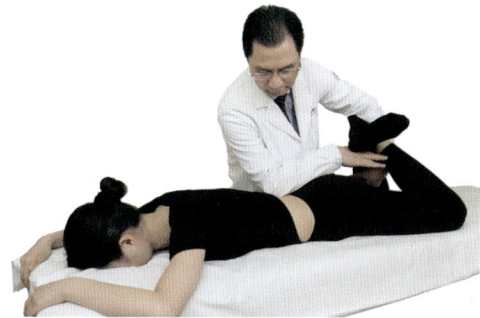

● 图 3-17　杠杆定位手法（1）

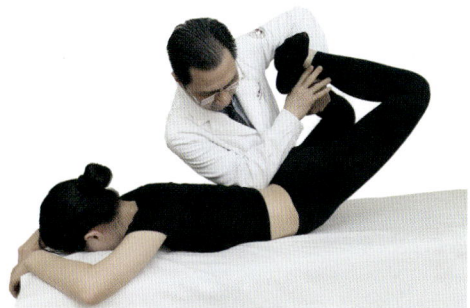

● 图 3-18　杠杆定位手法（2）

　　杠杆定位扳法是吕立江独创的手法，是他在整个医学生涯中领悟到的"独门绝技"：患者取俯卧位，全身放松，保持自然呼吸。医者用双手触摸患者腰椎，用大拇指定位于腰椎患处。用双手握住患者两下肢踝部，使患者双下肢尽量屈膝交叉，用右手尺骨鹰嘴定位于椎间盘突出节段的腰椎棘突间隙旁开 0.5 ～ 1.0cm 处，然后两手用力慢慢向上提拉，提拉至有阻力时，医者用巧力寸劲控制幅度的快速扳动腰椎。杠杆定位扳法依据杠杆原理，借助力臂杠杆，使用巧力快速扳动腰椎，可使腰椎后缘椎间隙减小，前缘与左右椎间隙增大，促使髓核前移。加上手法的外力自后向前直接作用于患椎，使椎间盘内产生较大负压，迫使髓核由较窄的后缘转向较宽的前缘运动，为腰椎间盘的回纳提供了条件。

　　第四步，"整"。前三步完成后，患者的腰椎负荷已经得到充分释放，接下来就是"整"，整法操作采用的是"斜扳法"。患者取侧卧位，下面的下肢自然伸直，上面的下肢屈曲。医者两手分别扶按患者的肩前部及臀部，做相反方向的缓缓用力扳动，使腰部被动扭转，当扭转到有阻力时，再施一个增大幅度的快速扳动，当听到"咔嗒"一声响时，表示手法到位（图 3-19）。

第五步，"复"，即恢复腰部及受损软组织，尤其是神经功能。患者取俯卧位，医者在患者的腰部及下肢大腿前侧、外侧、小腿外侧、足背依次由上而下往返采用推、按、拿、擦、揉等理筋手法疏理患者腰部及下肢经脉穴位，以恢复痉挛的肌肉与受损的神经功能，如此反复操作 3～5 遍，然后重点采用点按手法在环跳、殷门、委中、承山、昆仑等穴位进行治疗，每穴 1～2 分钟，再配合拿法（图 3-20）疏理下肢经脉，手法操作 8～10 分钟。通过理筋手法促使病变部位的气血循行，从而促使受损的肌肉及神经逐渐恢复正常功能，体现筋骨同治。在临床治疗中，吕立江充分重视对筋异常的调理和疏通，以筋骨理论为指导，筋骨并重，通过治筋、调筋、养筋，同时兼顾骨错缝，从而达到缓解疼痛、改善病情的目的。

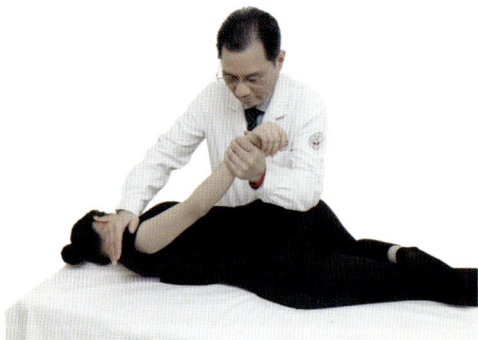

● 图 3-19　腰椎斜扳法

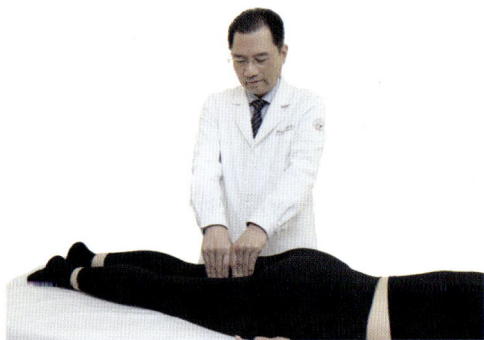

● 图 3-20　拿下肢法

三、五步复位治腰突

1999 年，有一位浙江电视台新闻部的男士患腰椎间盘突出症，他坚持保守治疗，住在浙江省人民医院骨伤科，用砖头砖块做牵引。那个年代，骨伤科牵引使用的就是铁锤、砖块，重量不够就加一块。牵引了 21 天，还是没有治好。

他的一位朋友从英国回来，了解到他的情况后，就说："我给你介绍一位医生，浙江中医学院的吕立江医生，我爸爸的腰椎间盘突出症就是他给看好的。"

"如果还要再做牵引 21 天，我不干！"

"他用手法治疗，没有痛苦。"

他将信将疑，到门诊找到吕立江。

没用 21 天，也没加砖块、铁锤，仅仅用了 4 天，他的腰部疼痛症状就消失了！"吕医生，你是不知道啊！那被吊着的 21 天，真是痛苦啊！每天不能动，简直可以用生不如死来形容！"他说。

"效果太好了！"这位男士坚持要为吕立江做一次采访报道。很快，浙江卫视的工作人员就扛着摄像器材过来，进行了一次专题报道，并在电视上播放。

这期报道的影像视频，吕立江至今还保存着，成为了一份珍贵的历史资料。

吕立江创立的这套五步复位法，将原来近 1 个月的疗程缩短到四五天。

不仅治疗过程安全，疗效显著，适应范围广，更是大大降低了患者的痛苦。

中国美术学院的图书管理员王老师，每天的工作除了要整理满满一屋子的书籍，还要负责打扫室内卫生，看着她忙忙碌碌的身影，很难想象一年前她因腰椎间盘突出症连行走都困难。

"我当时连走路都不能走，下楼梯的时候，我爱人的一只手架着我旁边的手，我是被架着下楼梯的。"王老师说："不能走路，也不能弯腰，很痛。架着下楼后，我们叫了一辆三轮车（九十年代，三轮车是主要的交通工具），就去找了吕医生。"

吕立江仔细检查，明确了诊断，然后确定治疗方案。

吕立江说："五步复位法，可以根据患者的不同病症，选择某一部分作为重点进行治疗。"

"复位的过程中，我竟没有感觉到什么痛苦！"接受了吕立江的五步复位疗法，王老师惊奇地说。她对治疗效果非常满意。

吕立江嘱咐她："回家后，保养也很重要。首先要睡相对硬的床，千万不要睡太软的床垫。再就是要注意休息，适当锻炼，要进行腿和腰肌的锻炼。"

王老师回到家，谨遵医嘱，此后再也没有复发。

"吕医生，太感激您了！"心怀感激的王老师，带了一面锦旗，再次来到吕立江的门诊，"请您一定收下！"

这样的故事很多。

2020 年 10 月 8 日，48 岁的木工胡先生，因"腰痛 1 年余，加重伴双下肢放射性疼痛 10 天"来诊。

胡先生 1 年多前因劳累出现腰部疼痛，自行休息后好转。10 天前腰部扭伤后出现双下肢疼痛，转至当地骨伤医院就诊。腰椎 MRI 示：L3～4、L4～5、L5～S1 椎间盘突出；腰椎退行性变；L2 椎体血管脂肪瘤；腰部肌肉及皮下软组织水肿；腰部棘上棘间韧带水肿。

在当地治疗 1 个月余，症状未见明显好转，建议他手术治疗。胡先生一听手术，心生惧怕而不愿接受，多方打听，来此就诊。

入院查体：腰椎生理曲度变直，腰椎两侧肌肉紧张，腰部各方向活动均受限，疼痛性跛行，L4～S1 棘突间及椎旁压痛（+），叩击痛（+），放射痛（±），双臀上点压痛（+），双侧直腿抬高试验 60°，加强试验（+），屈颈试验（－），挺腹试验（+），双 4 字征（－），梨状肌紧张试验（－），左跟臀试验（+），右跟臀试验（+），双侧足拇指背伸肌力正常，跖屈肌力正常，余四肢肌力、肌张力正常，双侧膝反射和跟腱反射反常，双下肢皮温正常，双下肢皮肤浅感觉正常，双巴氏征（－）。

辅助检查：骨密度腰椎及椎间盘 CT 平扫报告示 L3～4 椎间盘膨出，L4～5、L5/S1 椎间盘突出，骨量减少，腰椎退行性变。

西医诊断：腰椎间盘突出（L4～5、L5～S1）；腰椎退行性病变。

中医诊断：腰痛病（气滞血瘀型）。患者劳累后损及腰部经络，痹阻局部经络，致腰部气滞血瘀，可见腰痛，舌黯红，苔薄白，脉细。

明确诊断后，吕立江考虑患者 MRI 示腰部肌肉及皮下软组织、腰部棘上棘间韧带尚存在水肿，基于筋骨平衡理论和"筋骨并重"的指导思想，认为应先以五步复位法中的松解类手法活血止痛、舒筋通络为原则，以腰夹脊穴、腰两侧膀胱经所在的背阔肌、竖脊肌、腰方肌等肌群及环跳、承扶所在的臀大肌、臀中肌等肌群为主要推拿部位，用点、按、揉等手法，放松腰部肌肉、韧带等软组织的高应力状态，减轻关节突关节等附着点的牵拉力，改善血管、神经的卡压状态，促进局部血液循环，从而达到缓解神经炎性水肿的目的。待炎症水肿引起的急性疼痛得到缓解，再予杠杆定位手法进行骨关节的整复，改变突出物与神经根的位置关系，使骨关节的错缝等得以恢复，同时松解腰椎深部肌群。

"回病房后，先仰卧休息 5 天，再进行巩固治疗 1 周。"吕立江告知胡先生治疗安排。

治疗结束，胡先生出院。6 月后随访，未见复发。

吕立江从事脊柱病临床诊疗的30多年，擅用手法理筋整复，创新杠杆定位手法，为众多腰椎间盘突出症患者带去了福音。

杠杆定位 矫正侧弯

一、创新杠杆定位法

在当今中医骨伤科临床，中医手法仍扮演着至关重要的角色，它代表着一种特定的技巧动作，要求的不只是简单的力度，而是功力和技巧的完美结合，即力的精准施加。力的大小、方向和作用点是力学中的三大基本要素，吕立江认为，力的作用应与临床疗效相互融合，因此在探索、优化手法时，还需考虑力的作用时间、幅度和速度。如何巧妙地结合力的各个要素以优化临床手法，一直是吕立江不断思考和研究的核心问题。

吕立江在学习研究生物力学的过程中，了解到人体的诸多运动皆存在"杠杆原理"。如头部活动可被视为等臂杠杆，点头或抬头都是借助杠杆原理来完成的，而此时杠杆的支点就位于颈部顶端。同样，行走时的脚也可视为省力杠杆，此时杠杆的支点就变成了脚跟，人体重力则形成阻力，而腿肌的拉力则为动力；手持物体时，肘关节成为支点，肱二头肌使用的力为动力，而手持物体的重力为阻力，前臂则为费力杠杆。因此，端起一个重物时，手臂肌肉需要花费6倍力量。基于这一原理，吕立江创研出"杠杆定位手法"。

杠杆定位手法操作：患者取俯卧位，暴露腰部。先用放松类手法对腰部肌群放松10分钟。后将腰椎间盘突出处作为定位处，做杠杆定位手法操作，手法结束时吸气，然后做一快速控制5°左右的扳动。医者和患者需要密切配合，切忌屏气，最后令患者仰卧在床休息20分钟。

吕立江通过将物理学中的杠杆原理引入正骨手法实践，实现了手法技术的创新。"持久、有力、均匀、柔和、深透"是中医手法操作的基本要求，包括手法的持续性、力度、频次、强弱等方面，最终要达到"深透"的治疗目的，即手法操作者需要在使用巧力的同时实现力的深度渗透。杠杆定位手法运用巧力而非简单的蛮力，依赖于找准支点并发挥巧力，在保障正骨成功的同时，降低了医者力的损耗和患者的痛苦。

杠杆定位手法运用杠杆原理，辅助医生在手法操作中寻找力的支点，以实现力的灵活运用。例如，在扳法的应用中，精准施加手法力是治疗成功的关键。医生在运用手法时需要准确把握力的大小、方向和支点，通过应用杠杆原理，实现手法力量以"巧力寸劲"的方式有效发挥。

2007年，吕立江开始将杠杆定位手法应用于腰椎间盘突出症的临床与研究，并取得了显著疗效。这一技术的最大优势在于操作的可控性和安全性，简化了传统正骨大手法的操作流程，将原本需要复杂步骤才能完成的大正骨手法治疗效果，转变为仅需单一杠杆定位手法即可实现。基于这一成功经验，吕立江借鉴脊柱生物力学研究成果，相继创研了治疗颈椎、胸椎的一系列手法。这些创新手法不仅丰富了中医手法的内容，也为众多患者提供了有效治疗手段。

二、杠杆矫正侧弯症

青少年特发性脊柱侧弯是一种常见的脊柱结构性异常，通常在生长发育期间发生，脊柱侧弯一般指脊柱在冠状面、矢状面和轴向上出现异常弯曲，导致身体不对称的特征，如脊柱偏离中线、肩膀高低不同、骨盆倾斜等（图3-21）。这种脊柱侧弯畸形可能导致背部疼痛、活动受限、姿势异常等，甚至对青少年的心理健康造成巨大影响。流行病学调查显示，青少年特发性脊柱侧弯的

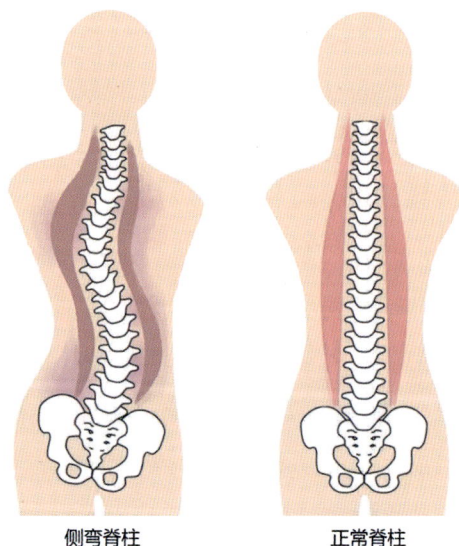

侧弯脊柱　　　　　正常脊柱

● 图3-21　正常脊柱与侧弯脊柱对比图

发病率为 2% ～ 3%，在女孩中更为常见。

目前青少年特发性脊柱侧弯的治疗一般根据 Cobb 角的度数选择治疗方法。一般认为，5° ＜ Cobb 角＜ 10° 者，建议观察与锻炼；10° ≤ Cobb 角＜ 40° 的患者，可诊断为脊柱侧弯，需要进行手法矫正与支具治疗；而当 Cobb 角≥ 40°，并出现严重并发症时，需要进行手术治疗。

吕立江结合"筋出槽、骨错缝"的筋骨理论，决定将已经研究成熟的杠杆定位手法应用到脊柱侧弯的治疗中。他认为，脊柱侧弯发生发展的过程中隐藏着一种恶性循环，由于人体具有维持平衡的本能，当侧弯发生，椎旁肌群的形态结构随之发生异常，脊柱两侧的生物力学平衡被打破，这时脊柱凸向哪一侧，人体就会试图增加凸侧肌肉的拉力以"拉"回畸形的脊柱，其结果就是凸侧的肌肉会出现异常的增生，而相对地，凹侧的肌肉可能会发生萎缩以产生牵拉性张力，出现类似弓弦效应的现象。长此以往，肌肉、骨骼的力学平衡都被打破，彼此加剧"筋""骨"的偏歪，形成恶性循环。而杠杆定位手法可以很好地纠正这种恶性循环。在应用杠杆定位手法治疗时，医者可以在 DR 脊柱全长正侧位片检查确定的顶椎端进行操作，使用杠杆力矩整复矫正。这样既可以改善侧弯局部解剖关系及内环境，又能对侧弯脊柱顶椎端的相邻节段进行调整，进而有效恢复脊柱的正常承重力线，从整体上恢复脊柱生物力学平衡。

经过多年的理论探索和生物力学实践，结合诸多疗效极佳的临床病例和疗效显著的临床研究成果，吕立江得出了治疗脊柱侧弯尤其是青少年特发性脊柱侧弯的心得——杠杆定位手法可以安全有效地治疗脊柱侧弯，控制侧弯进展，恢复脊柱应力，改善患者外观。

吕立江总结杠杆定位手法治疗青少年特发性脊柱侧弯的机理大抵有两点。其一，杠杆定位手法系利用杠杆原理操作，其中医者右手肘部的鹰嘴位置被视为支点，力臂杠杆绕轴心点转动；医者的握力代表力点，即动力作用在力臂杠杆上的特定点。动力臂由右手臂构成，从鹰嘴支点到动力作用线的垂直距离。患者的双下肢构成阻力点，即在执行向上向后扳提时，双下肢产生的阻力，阻力臂由鹰嘴支点到阻力作用线的垂直距离。其二，通过杠杆定位法对脊柱偏歪及脊柱生理曲度进行调整，纠正异常的脊柱关节；脊柱的力学传输沿平衡轴线传递，确保脊柱受力均衡，解决脊柱结构的平衡问题。

同时，针对杠杆定位手法在青少年特发性脊柱侧弯治疗中的应用，吕立江还强调了几点需要注意的问题。第一点，杠杆定位手法操作时需严格按照整复类手法的要求，即"稳、准、巧、快"，切忌使用蛮力，亦不可过分追求"弹响声"。第二点，操作者需根据不同脊柱阶段的后伸生理范围进行整复，不得超越该生理范围。第三点，定位要精准，需根据影像确定顶端椎，并针对顶端椎进行精准整复。

2019 年，有一位来自山东的 12 岁男孩令吕立江印象深刻。男孩是由母亲带来看诊的，在诊室里，患儿的母亲情绪激动，在描述病情时一度情绪崩溃。"一开始我们就以为小孩子嘛，'站没站相，坐没坐相'的，后面上学了发现不对，两边肩膀一边高一边低，背上也是，右边的背高出来好多。他还这么小，以后可怎么办呀！"吕立江一边安抚家长，一边开始谨慎地评估小患者的病情。在仔细观察患者的脊柱全长正侧位 DR 片后，吕立江测量出孩子的 Cobb 角已经达到了 36.9°。据此，吕立江建议采用手法矫正配合佩戴支具。治疗 6 次后，患者的 Cobb 角下降为 8.7°（图 3-22）。孩子的母亲高兴得哭了，"这么神奇啊！"

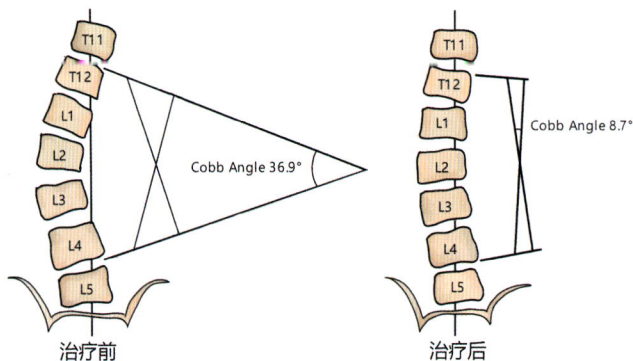

● 图 3-22 脊柱侧弯治疗前后对比示意图

近年来，越来越多的脊柱侧弯患者到吕立江门诊求医，杠杆定位手法的临床疗效逐渐被广大患儿及患儿家属认可，得到了一致好评。吕立江则继续深耕杠杆定位手法研究，不仅针对其疗效开展临床研究，还通过多学科融合交叉合作，开展多项机制研究，以期拓宽杠杆定位手法的应用范围、精准杠杆定位手法的操作方法。

2023 年，有一位年仅 15 岁的小女孩走进了吕立江的门诊。据她母亲说，小女孩已经在国内多家医院接受了包括针灸、矫形体操、牵引等多项治疗。光是针灸，小女孩就在当地的人民医院针灸科治疗了 3 个月之久，每一次扎针，小女孩总要大哭一场，而女孩不知道的是，她的母亲也经常会在她哭泣时流眼泪。

"我真的没有办法了！"小女孩的母亲激动地说，"什么方法都试过了，什么医生都看了，好几万的治疗费花掉了，好几个月的体操练下来，就是没有效果，我都要绝望了！"

就在这时，这位母亲学中医的儿子，也就是小女孩的哥哥，在网上查论文时查到了《吕立江运用杠杆定位手法结合脉冲电场治疗青少年特发性脊柱侧弯经验》一文。他立刻告知母亲，让母亲带妹妹前往杭州找吕立江诊治。

"一开始我也是抱有怀疑态度的，担心儿子是被网上的广告骗了，因为我之前也是网上查找了一个据说专门治疗脊柱侧弯的专家，结果又是几个月下来，一点用都没有！我的儿子就跟我说，这篇文章是正式发表在医学学术期刊上的论文，一定是正规且有效的。我才又抱着试试看的心态挂了您的号。"

吕立江也对这个小女孩印象深刻，"这个小女孩胸段弯向右边，Cobb 角 37.5°，腰段弯向左边，Cobb 角已经达到了 32.1°，是典型的 'S' 型侧弯，脊柱代偿虽然比较好，但脊柱中轴偏移太多。这种侧弯矫正起来是有难度的。"吕立江回忆道。"所以我跟她母亲讲，你这个不能着急，要确定一个综合治疗方案，而且治疗周期要长一些。"于是，吕立江结合小女孩的学业需要，为她制定了利用节假日做手法治疗，平时常规训练 + 佩戴支具的治疗方案。

手法具体操作如下：患者取俯卧位，暴露侧弯部位。结合 DR 片检查，医者于脊柱侧弯顶椎部位作为定位点，令患者下肢伸直，全身放松，助手抱住患者双膝部腘窝处，并将患者双下肢抬起；医者用肘部鹰嘴定位于患者顶椎旁，嘱患者张口吐气，医者与助手同时向侧突部位的反方向用力，通过力臂杠杆，当遇到一定阻力时，用"巧力寸劲"做一快速的振动，手法结束时吸气，如此重复 3 次。操作过程中，医者、患者需要密切配合，患者切忌屏气；手法完成后，令患者仰卧休息 30 分钟。

经过 1 个周期的治疗，小女孩的脊柱侧弯有了较为明显的改善，体态也较治疗前好了很多。小女孩胸段弯向右边，Cobb 角 25.2°，腰段弯向左边，Cobb 角已经降到了 21.5°。

"这时复查脊柱全长片已经有了一定程度的改善，我们的信心就来了！"小女孩的母亲在后期随访中说："后来我们就按照吕医生的建议，寒暑假都跑到杭州去接受治疗，通过矫正，孩子的侧弯角度越来越小，整个脊柱接近在一条直线上了。现在小孩子体态很好，效果十分理想，吕医生说脊柱发育成熟后日趋稳定，也不会再弯回去了。我们全家都十分感谢吕立江。"

不只是这一小女孩，越来越多的脊柱侧弯患者在吕立江这里得到了很好的治疗，重新"挺起了脊梁"。

第六节

仰卧旋转 调整骨盆

一、创新仰卧旋转法

吕立江多年从事腰椎间盘突出症的临床诊疗与研究，他发现许多腰椎间盘突出症患者除了有腰腿痛症状之外，其骨盆部分结构形态也会产生各种变化，存在着骨盆不正现象，表现为"高低肩、长短腿、阴阳脚、走路不对称"等，单侧或双侧骶髂关节处及臀部外上方疼痛，并可有腰部及下肢活动受限症状，严重者甚至侧卧时不能伸直下肢或只能健侧侧卧。相关文献表明，有接近 50% 的腰椎间盘突出症患者并发骨盆旋移综合征。吕立江认为，骨盆是稳定脊柱的底座，但临床对骨盆的重视度远不及腰椎，而且在治疗下腰痛的过程中大多忽视骨盆，这样不仅会造成临床上的误诊，而且治疗效果也不尽如人意。为解决这个问题，吕立江以中医传统理论为指导，依靠生物力学和神经生物学技术开展基础和临床研究，对传统正骨手法进行改良，创研出"仰卧旋转扳法"新技术。

临床运用"仰卧旋转扳法"，要排除手法禁忌证，对病变节段和部位进行定位。先采用常规手法对腰椎和骨盆附着的肌肉进行放松，缓解局部的肌肉紧张。

然后，嘱患者取仰卧位，使其屈髋屈膝。一助手双手按住患者肩前部，使其上身固定不动。医者站在患者下肢一侧，用双手合抱住患者的双膝部，用力向下牵拉。在牵拉的同时，双手旋转至一定的角度（即遇到阻力时），用"巧力寸劲"做一个快速的旋转扳动，到位即止。此法主要的旋转部位在骨盆，左右各1次（图3-23，图3-24）。

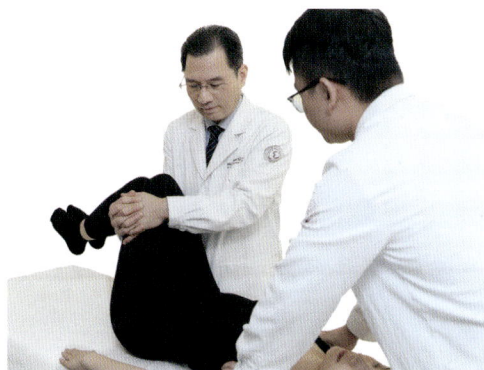

● 图 3-23　仰卧旋转扳法（1）　　● 图 3-24　仰卧旋转扳法（2）

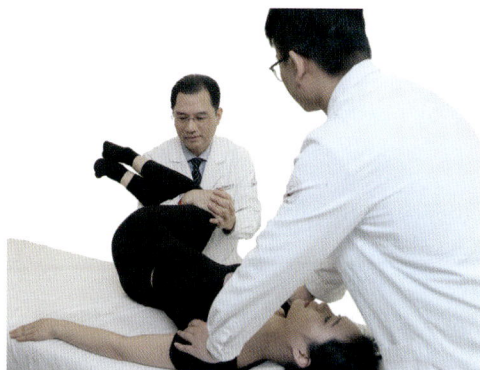

仰卧旋转板法巧妙地利用了骨盆结构力学效应，具有定位准确、操作灵巧、简便易行的特点，而且还有助于建立骨盆代偿平衡，有利于炎性水肿的消退。该手法通过在施力关键部位产生某种超过生理弹性限制位的被动耦合运动，进而改善受累骨盆病理性旋转位移，即纠正传统中医理论所认定的"骨错缝"。该手法是运动关节类手法，其用力原则与一般放松手法不同，要求"瞬间发力"，具有快速、短暂、随发随收、出奇不意等特点。

吕立江认为，"仰卧旋转扳法"是骨盆正骨之首务，能够有效调整骨盆结构，改善临床症状及体征。通过手法施力局部，整复腰骶椎关节错缝和骨盆旋转，恢复脊柱的内平衡。解除软组织痉挛，改善局部血循，促进组织新陈代谢，恢复正常的外平衡。脊柱的内外生理平衡恢复，则其功能亦随之恢复。

二、仰卧旋转调骨盆

29岁的林女士，是一名优秀的设计师，长期久坐，平时没什么运动爱好。半年前无明显诱因下出现右侧腰腿疼痛，在当地医院经MRI检查，诊断为"腰椎间盘突出症"。经针灸、牵引等对应治疗后，缓解出院。1个月前，因连夜设计图纸，劳累后出现右侧腰臀部疼痛放射至右下肢，卧床休息后未见明显缓解，严重时伴有右侧小腿后侧酸痛。再次住院12天，根据之前的病史和MRI检查，仍然诊断为"腰椎间盘突出症"。经推拿、牵引等治疗后，症状未见明显缓解。在同事的介绍下，来到吕立江诊室就诊。

入院查体：直腿抬高试验左侧60°，右侧45°；右侧"4"字实验（+）；腰椎椎旁未见明显叩击痛和压痛，骨盆挤压试验（+），右侧骶髂关节可触及1.0cm×1.5cm大小的肿胀结节；骶三角右长左短，双下肢左长右短；双侧臀部肌力下降；双侧足拇指背伸肌力正常，跖屈肌力正常，余四肢肌力、肌张力正常；双侧膝反射和跟腱反射正常；双下肢皮温正常；双下肢皮肤浅感觉正常，双巴氏征（−）。

影像检查：腰椎MRI示L3～4、L4～5椎间盘轻度膨出，L5～S1椎间盘突出。骨盆正位片示双侧骶嵴高点连线不等高，左右髂骨翼部等宽，闭孔形态大小不对称。

西医诊断：腰椎间盘突出症（L5～S1）；骨盆旋移症；腰椎退行性病变。中医诊断：腰痛病（气滞血瘀型）。患者劳累后损及腰部经络，痹阻局部经络，致腰部气滞血瘀，可见腰痛，舌黯红，苔薄白，脉细。

明确诊断后，吕立江基于"筋骨平衡"的理论认为，筋骨关系是密不可分且相互影响的，骨强则筋健，骨损则筋伤。腰骶关节错缝、骨盆旋移等骨力学失衡能够引起腰部肌肉损伤甚至腰椎间盘突出症等"筋"的病变。反之，腰椎间盘突出、肌肉劳损、韧带损伤等"筋"伤情况也能够引起腰骶关节紊乱、骨盆旋移等"骨"的疾病。

吕立江为林女士制定了详细的有针对性的治疗方案。他先以活血止痛、舒筋通络为原则，选取腰夹脊穴、腰两侧膀胱经所在的背阔肌、竖脊肌、腰方肌等肌群及环跳、承扶所在的臀大肌、臀中肌等肌群为主要推拿部位，采用点、按、揉等松解类手法，放松腰部肌肉、韧带等软组织的高应力状态，减轻关节突关节等附着点的牵拉力，改善血管、神经的卡压状态，促进局部血液循环，从而达到缓解神经炎性水肿的目的；待炎症水肿引起的急性疼痛得到缓解，则用杠杆定位手法整复腰椎间盘突出症，再用仰卧旋转扳法进行骨盆的整复，改变突出物与神经根的位置关系，骨盆的旋转得以恢复，同时松解腰椎深部肌群。

根据林女士的恢复情况，吕立江又为她制定了功能康复锻炼计划，主要是改善代偿的肌紧张，加强薄弱肌，平衡身体两侧肌肉，加强核心稳定性和调整骨盆旋转。

经过两个疗程的系统治疗，林女士的腰腿疼痛症状消失，腰椎关节活动度显著增加，生活质量也得到了改善。林女士非常感激："吕医生不仅治好了我的腰痛，还调整了我的长短腿，恢复了正常的体态。"

2024年3月的一天，有位32岁的胡女士来到吕立江诊室，自述产后2个月，右侧腰部及臀部隐痛，痛处固定，夜间及行走多时明显，昨日疼痛症状加重。自觉走路时双腿别扭，双脚受力不平衡。家人还说，她行走时身体出现两侧摇摆现象。伴下肢乏力，面白，纳呆，寐浅，大便干结，小便尚可。舌黯有点，脉细涩。查体：触诊发现腰骶、右侧骶髂有压痛、叩击痛。双侧髂前上棘、髂后上棘、髂嵴不等高，两侧髂骨翼不等高，右侧髂骨有旋转。检查发现，右侧"4"字试验、骨盆挤压试验阳性（疼痛反应在右侧骶髂关节部），左侧正常。直腿抬高试验阴性。俯卧位显示双下肢不等长。腰椎MR检查：右侧骶髂关节炎。骨盆X线检查：左侧髂嵴高于右侧，左侧闭孔大于右侧，左侧髂骨小于右侧。

初步诊断：产后腰痛；骨盆旋转；右侧骶髂关节紊乱。

明确诊断后，吕立江采用仰卧旋转手法矫正骨盆。先放松骨盆周围肌肉和韧带，缓解局部痉挛组织，并施以仰卧旋转扳法复位骶髂关节，改善骨盆及受累椎体病理性旋转位移，即纠正"筋出槽、骨错缝"，建立代偿平衡，激活相关肌肉，有利于炎性水肿的消退。

第一次治疗后，胡女士就顿感腰骶部疼痛不适明显缓解，双下肢差不多对齐。下地走路后，她惊喜地发现，原来别扭、行走不平衡的感觉几乎没有了。

第四天做了第二次治疗后，已无明显腰骶部疼痛不适。偶尔站久时，感到轻微腰骶部酸楚不适，双下肢基本齐平。

第六天又做了第三次治疗后，骨盆得到矫正，双下肢完全齐平，困扰她产后两个月的腰骶部不适、行走异常症状完全消失，而且让她惊喜的是，胯部也变小了。

吕立江临床发现骨盆歪斜错位不仅会出现下肢的问题，还会引起脊柱的问题。骨盆作为人体重心的位置，承上启下，相当于我们人体的枢纽，骨盆枢纽一且出现歪斜错位，整个人体的脊柱生物力学就会发生改变，全身都会受到影响。所以，当胡女士出现骨盆的骶髂关节紊乱，就引起了腰骶疼痛、长短腿、双下肢力线异常等。通过手法矫正骨盆并结合功能锻炼，达到筋骨同治，恢复脊柱－骨盆－下肢力线，恢复骨盆平衡功能；同时配合有针对性的个体化家庭训练，维持骨盆稳定，纠正日常生活中错误的姿势和运动模式，规避危害，这样才能治根。

第七节

通透齐刺 梨状肌症

一、梨状肌与腰突症

人们一提到腰腿痛或者坐骨神经痛，往往就会直接想到腰椎间盘突出症。事实上，不是所有的腰腿痛都是由腰椎间盘突出症引起的，梨状肌综合征也是引起腿痛的重要原因之一。

那么什么是梨状肌综合征呢？

梨状肌属臀肌中较小的肌肉，位于臀区中部，位置较深，与臀中肌处于同一平面。借三个肌齿起于骶骨前面，肌肉从坐骨大孔穿出骨盆，并大体填满该孔，借圆腱止于大转子上缘内侧边。此肌与其他肌共同作用可外旋大腿。受骶丛的肌支（骶1～3）支配（图3-25）。

简而言之，就是一块深层的臀部肌肉，能够参与"夹屁股"的动作，坐骨神经就在这块梨状肌下方穿出。所

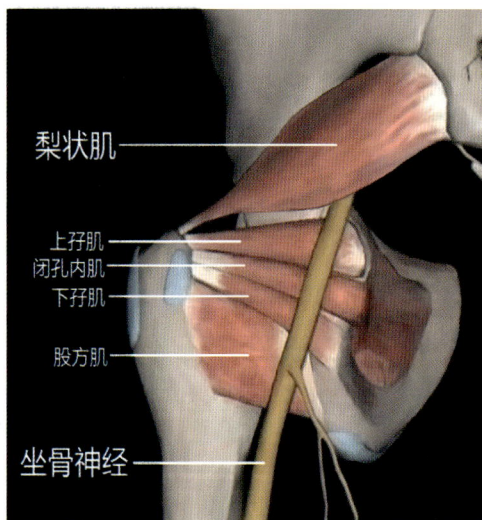

● 图3-25　梨状肌解剖图

以，除了腰椎间盘突出会卡压到坐骨神经，梨状肌受损痉挛的时候，也会卡压到坐骨神经，导致臀部的疼痛及下肢的放射性麻木疼痛。

很有意思的是，我们在看腰椎间盘突出门诊的时候，有的患者觉得屁股也是腰的一部分，来门诊时说腰痛，问他痛哪里，结果他指了指屁股说"这里"。

梨状肌综合征是临床的一种常见病，是由于外伤或炎症等因素的刺激，导致梨状肌的变异、痉挛或水肿，以及坐骨神经受压，从而出现坐骨神经通过部位的疼痛，主要包括臀部疼痛伴下肢放射痛，可伴有行走跛行。专科医生听到这样的诉说，多半会进行一些特殊的体格检查帮助诊断，包括但不限于梨状肌体表投影区有压痛、梨状肌紧张试验阳性、直腿抬高试验阳性，而对于不熟悉梨状肌综合征的医生，尤其是一些内科医生来说，临床上容易误诊为腰椎间盘突出症。

有一位姓王的患者，36岁，说自己是腰椎间盘突出症，到医院拍了CT和MRI，确实有腰椎间盘的突出，但不严重，建议保守治疗。于是就到当地中医院做了针灸、小针刀、推拿、脉冲治疗，虽然有时候能缓解1～2天，但很快又成老样子了，而其他的保守治疗根本没有效果。他正犹豫着是否要做手术，经朋友介绍，了解到吕立江医生使用杠杆定位手法和五步复位法治疗腰椎间盘突出疗效显著，于是特意跑来诊治。

"你怎么不舒服？"吕立江问他。

"就是一直感觉右臀部及下肢疼痛，走路的时候感觉有牵拉感，有时候甚至会突然麻一下的。"患者说，"3个月前蹲下来想抬下沙发，结果不知道是力度没控制好，还是姿势不对，摔了一下，就感觉右边（臀腿）不对劲了。"

"哦，这里疼不？"吕立江敲了敲腰椎边上（L4～5棘突间旁开1cm），又敲了敲臀部。

"对！就是臀部这里，刚开始扭到的时候就是感觉这里疼得不行。"

吕立江接过患者家属递过来的胶片看了看后问道："之前治疗的时候有没有治疗过这个部位？"吕立江轻轻压了压患者的右臀部。

"没有，之前都是说腰椎间盘突出症，治疗主要做在腰上。"

此时，吕立江已经心里有数了。他又给患者做了梨状肌紧张试验（+）、右直腿抬高试验（+）和加强试验（-），果然和预料的一样。"虽然你右边直腿抬高是阳性，但加强试验是阴性的，提示坐骨神经受压，但这受压部位不在椎管内，而是在椎管外。虽然影像资料提示有腰椎间盘突出，但椎旁的叩击没有诱发症状，而且直腿抬高也提示椎管内的神经根没有受压。也就是说，你这不是腰椎间盘突出引起的腿痛。"

"那为什么我臀部这么痛啊？"患者奇怪地问。

"刚刚按压你臀部的时候，可以摸到梨状肌投影区痉挛，而且梨状肌紧张试验也是阳性的，说明你这个是梨状肌痉挛引起的坐骨神经痛，又称为梨状肌紧张综合征。"

梨状肌综合征与腰椎间盘突出症的症状类似，也表现为下肢放射性麻木疼痛，因其均为坐骨神经受累所致。但梨状肌综合征疼痛以臀部为主，且多有局部外伤史；而腰椎间盘突出症多为腰椎间盘长期退变，如久坐加上暴力外伤，多在腰椎棘突间旁开1cm处存在深部叩击痛。直腿抬高加强试验和梨状肌紧张试验可予以鉴别。

吕立江微笑着下了诊断，然后给患者用"通透"手法在右臀腿部进行治疗，并配合齐刺梨状肌局部压痛点。不一会儿，患者站起来感觉右臀腿部疼痛明显缓解。此后隔日复诊1次，共治疗6次，患者右臀腿部疼痛基本消失，复查梨状肌紧张试验为阴性。这样的病例，吕立江在门诊经常碰到。

吕立江说，梨状肌位于臀大肌的深层，其损伤的明显表现为坐骨神经痛症状；而坐骨神经疼痛又会引起臀大肌的痉挛，通常表现为臀部广泛的疼痛，这种广泛存在的疼痛一方面容易掩盖问题的实质导致误诊，另一方面也使得中医手法的作用难以深入，这给治疗带来了困难。

二、"通透""齐刺"梨状肌

只看理论，都是困难；深入实践，皆是方法。吕立江在长期的临床诊疗实践中发现，虽然用针灸或手法都能在不同程度上缓解梨状肌紧张，但如果用手法的"通透"配合针灸的"齐刺"则能够取得"1+1＞2"的满意疗效。

梨状肌是臀部的一块深层肌，一般手法难以直接触达，而且在梨状肌综合征发生的时候，多伴随表层臀大肌的紧张，要使手法作用于梨状肌，首先要解除臀大肌痉挛，因此选择"通与透"手法，用"通"手法解除臀大肌痉挛，用"透"

手法透过厚实的臀大肌，使深层的梨状肌痉挛松解。

"通透"手法操作。①通：即疏通（或放松）臀大肌。令患者俯卧，用柔和的按、揉、擦手法平行于臀大肌肌纤维的方向操作 10 ～ 15 分钟；②透：即深透梨状肌，使痉挛或损伤的梨状肌松弛或修复。患者俯卧位，用深沉的点按手法（通常为肘点法）施于臀部梨状肌体表投影区，按而留之，持续用力，停留 10 ～ 30 秒，抬起手肘后继续沿梨状肌的体表投影的方向点压。点压梨状肌全长后，再使用深沉的弹拨手法垂直梨状肌肌纤维走行的方向缓慢操作，"透"法共做 8 ～ 10 分钟。

再配合针灸"齐刺"（图 3-26）。取穴以臀部梨状肌投影点处的明显压痛点（即阿是穴）为主穴，循经取穴为配穴。令患者侧卧位，患侧梨状肌朝上，用 0.35mm×75mm 规格的 3 寸针灸针以垂直于皮肤表面的方向直刺主穴 1 针，入针 1.5 ～ 2 寸并使其得气（感受到鱼吞钩饵之浮沉）。得气后再在其左右各斜刺 1 针，均需得气。这种在一根主针两旁再各刺 1 针的方法被称为"齐刺"。然后在 3 根针的针柄上插上艾炷，进行温针灸 1 壮，留针 20 分钟。配穴每次选用 3 ～ 4 个，如臀腿

正中先刺，并于两旁各刺一针，三针齐用，故名齐针。

齐刺治疗梨状肌综合征

● 图 3-26　齐刺示意图

后侧沿太阳膀胱经循行向下放射疼痛者，配秩边、委中、昆仑；以臀腿外侧沿少阳胆经循行向下放射疼痛者，配环跳、阳陵泉、悬钟。以上两经皆有疼痛者，配殷门、委中、阳陵泉、悬钟、承山、昆仑；体虚气弱者，配足三里、肾俞穴。得气为度。

手法重活血，解除梨状肌痉挛，针刺以行气血、通经络、祛风寒为长，两者并用，协同增效，屡见奇功。

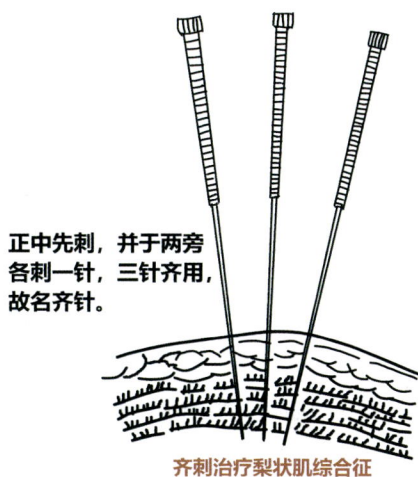

点按膝眼 灸疗膝痹

一、膝痹到底是什么

膝痹其实是传统中医对膝关节疾病的统称，症状包括各种膝关节、髌股关节的疼痛、功能障碍和关节摩擦音等。

从传统中医理论上说，膝痹的主要病因有三：①外邪侵袭，风、寒、湿等外邪侵入人体，特别是在膝关节部位停留，导致气血运行不畅，产生疼痛和僵硬；②长期爬山登高、运动劳损、年老体弱、气血不足，关节失去滋养，容易引发膝关节疼痛；③寒湿侵袭：寒湿邪气容易滞留在关节处，特别是膝关节，导致疼痛、沉重感和活动受限。

从现代生物力学来看，其病因主要集中于人体筋骨位置结构的异常：①力学不平衡和体重之类的过度负荷，长期采用不当的运动方式或姿势，如登高和跳跃时膝盖内扣或外翻，会增加膝关节的负担，导致关节发生退行性改变。②关节稳定性减弱，膝关节周围肌肉（如大腿股四头肌和股二头肌）的力量不足，韧带（如前交叉韧带和后交叉韧带）的约束骨骼作用紊乱，不能有效支持和保护膝关节，可能导致关节过度移动或不稳定，易发生错位或其他损伤，从而增加受伤的风险。③软组织损伤，关节承受重复的压力或过度使用，关节液增多或关节内环境改变，导致关节软骨逐渐磨损成骨关节炎和滑膜炎，最终发生疼痛和肿胀。

部分患者由于患上膝痹，出现行走不便、膝部乏力，寻求医院骨关节相关科室做系统检查和治疗后并未得到缓解，进而怀疑是否患上风湿性关节炎或其他系统性疾病，导致耽误病情，治疗延迟。吕立江在门诊经常遇到此类患者，经过手法触诊、活动功能评估等系统查体，结合影像判断后，确诊是由于膝关节筋骨力学失衡，筋骨错缝所造成的膝痹。

近些年，膝痹的发病率正逐渐走向年轻化，严重影响运动爱好者下肢运动功能，尤其在进行膝关节屈曲活动即下蹲、上下楼梯、跑步、跳跃时病情会加重，疾病前中期膝关节局部疼痛剧烈，甚则牵掣腿部作痛，行走和蹲起困难，常常固定于某一体位不能随意活动，疼痛随天气变化而加重，偶尔感到膝关节肿胀不适，运动受限，入夜翻身困难；后期可能会出现食欲减退、焦虑抑郁等负面情绪。此外，部分患者甚至可出现膝关节周围反射性疼痛，如髋部、大腿或小腿等疼痛，或相应区域所支配的功能出现改变。临床体征检查可有压痛、肌肉痉挛、功能障碍，X 线影像可见关节间隙变窄、关节力线失衡等。

二、点按灸疗治膝痹

目前治疗膝痹的方法众多，西医有药物治疗、物理治疗、手术治疗等；中医包括中药内服、针灸、中药外敷、手法点穴等治疗手段。

吕立江认为，膝痹的治疗应根据病情的不同，选择针对性疗法。因膝关节穴位众多，故单一疗法有时效果不佳。清·骆如龙在《幼科推拿秘书》中云："盖穴有君臣，推有缓急，用数穴中有一穴为主者，而一穴君也，众穴臣也。"吕立江据此，并结合筋骨理论及生物力学，总结出点按透刺膝眼加灸疗治膝痹的方法，取得不错的临床疗效。

膝眼（也称犊鼻）为君穴，再根据不同病症配伍臣穴。膝眼穴位于膝盖周围，共有两个，对应于髌骨下缘两侧的凹陷处，内侧称内膝眼，外侧称外膝眼。膝眼穴属于胃经和脾经的交汇穴，对治疗膝关节疼痛、肿胀、屈伸不利等症状有显著疗效。

第一步：患者仰卧位，患膝腘窝部垫枕，使膝关节微屈约50°。术者站于膝关节患侧，沿股四头肌至髌骨两侧施以揉法，重点揉髌骨两侧，然后在小腿前外侧揉，时间持续 5 分钟。

第二步：术者点按内外膝眼、鹤顶、梁丘、血海，再配合阿是穴，每穴点按1 分钟。

第三步：点按结束后，术者立即在内外膝眼用针透刺，再施以温灸。

治疗结束后，患者膝关节部位可能存在轻微胀痛，多为艾灸或穴位刺激后诱发的得气效应，属自然反应，有得气效果更佳。当艾条刮完灰之后，因为艾头较热，都会先回旋 1 分钟左右再继续定灸。

膝痹临床较为多见，吕立江采用点按透刺加温灸治疗膝痹，推针结合，疗效显著。

2020 年初，随着杭州亚运会日益临近，吕立江发现门诊突然出现许多膝关节疼痛患者，有不少都发展为膝骨关节炎。其中让吕立江印象最深刻的是一位登山爱好者——李先生，56 岁，体态微胖，刚来诊时是拄着拐杖，一进来就因为疼痛"哎哟"个没完："吕医生您好！我实在是痛得受不了了！里面就像有几根针在扎我一样疼，本来爬爬山能缓解的，现在连走路都走不了啦！"

吕立江不由得皱起眉头："这么严重啊，这种情况持续多久了？"

"很久啦，反复痛了大概 2 年。我先去看的西医，让我做手术，开刀解决。我一听就怕了，我连忙摆手说不开刀，然后他们就给我开了布洛芬、萘普生等，让我回去吃，还有筋骨贴膏之类的给我贴，到现在也没好啊！"

"筋骨贴膏可以暂时缓解疼痛，可病根还在。看你好像经常运动的样子，是吗？"

"我是很喜欢爬山的，好一点我就去爬，爬完就又痛了。这个病是不是好不了呢？我实在是没办法，经别人介绍就来找您，听说您诊疗水平很好，手到病除，我是慕名而来呀！"

吕立江又进一步详细询问并做了检查，发现他的关节间隙有深压痛，关节屈伸功能受限，上下楼梯时有明显的一步一刺痛的感觉，下楼梯或下山时最为显著；关节活动时，会有摩擦和弹响声，两侧膝关节跑跳跪蹲均有不同程度的限制，行走时呈跛行步态。李先生说："起初只是感觉膝部乏力，行走时疼痛，后来发展为持续性，登山后和夜间疼痛加重，现在实在受不了了。"

吕立江让李先生去拍了 X 片，正位片显示关节间隙变窄，关节边缘硬化，胫骨平台髁间突明显增生变尖；侧位片可见股骨内侧髁和外侧髁粗糙，胫骨关节面模糊，髌股关节面变窄，髌骨边缘骨质增生及髌韧带钙化。

据此吕立江诊断为膝痹——退行性膝骨性关节炎，并决定采用点按透刺结合温灸方法治疗。

吕立江让李先生平躺在床上，膝关节放松，摆直，然后和助理医师先在髌骨两侧施以㨰法，重点㨰髌骨两侧，接着在小腿前外侧继续㨰。大约 5 分钟后，吕立江用五指按揉髌韧带两侧并做髌韧带弹拨，激活膝关节消炎机制后，再点按内外膝眼、鹤顶、梁丘、血海与其他阿是穴。点按结束后，吕立江在内外膝眼进行透刺，再结合温灸治疗10分钟。最后，嘱咐李先生俯卧，在腘窝、大腿、小腿后侧行㨰法，助点穴力及灸力渗透全膝关节，促进力线归于平稳。

治疗结束后，李先生下地走路轻快了很多，连拐杖都不用了。他大声说："谢谢吕医生，您真是神医啊！我又能走路啦！见效太快啦！"

"你这个症状就是因为关节内的无菌性炎症，加上生物力学结构失稳引起的，手法点按膝眼本就可以消除炎症、活血行气，再配合艾灸舒筋活络，㨰法操作纠正你的下肢力线，三管齐下。这是多年总结出来的临床经验！"

"这样啊，中医真神奇啊！您真的是神医，我拄拐杖拄了一星期了，你一次治疗就缓解了疼痛，真是妙手回春！'江南佛手'，名不虚传！"

之后，李先生又来复诊1次，吕立江仍按上述方法治疗，以巩固疗效。李先生特地送锦旗表示感谢，说自己症状没有再复发了。

第九节

推药结合　补肾壮骨

一、骨质疏松治求本

骨质疏松症是一种以骨量减少、骨组织微结构遭到破坏，导致骨强度、骨韧性减弱，骨脆性增强，更容易发生骨折的一种全身性骨代谢疾病，多见于老年人。在正常人体内，骨形成和骨吸收速率接近，形成骨代谢平衡；而老年人体内骨形成和骨吸收虽然都有所减弱，但骨形成减弱更多，导致骨吸收强于骨形成，骨代谢平衡遭到破坏，成骨不足，破骨有余，最终形成骨质疏松症。能否平衡老年人的骨形成与骨破坏，纠正其失衡的骨代谢，是治疗老年性骨质疏松症的关键所在。

在西医学中，骨质疏松症的病理特征是"骨量减少"，其临床表现为疼痛、身高缩短、驼背畸形及骨折。

中医学认为，骨质疏松症患者的根本是肾虚。肾的功能正常，则能促进骨骼的生长、发育，使骨骼强壮有力。《黄帝内经》中对于"骨痿"的论述与骨质疏松症有着较大的相同之处。《素问·痿论》云："肾气热，则腰脊不举，骨枯而髓减，发为骨痿。"指出了骨痿特点为"骨枯髓减"，以"腰脊不举"为临床表现。此后，经过历代医家的理论完善及临床实践，"肾虚"作为骨质疏松症发病的核心病机已成为共识，并且基于补肾活血法治疗骨质疏松症得到很好的实践，临床疗效突出，是骨质疏松症的求本治疗方法。

二、推药结合补肾法

吕立江认为，由于骨质疏松症患者的骨密度下降，因此手法治疗时要避免使用重力按压、敲打，以及大幅度扳等重手法，可采用轻柔的手法按揉肾俞、腰阳关等穴位以补其肾，再配合内服中药以补肾益气。

1. 推拿手法

第一步，一指禅推法。患者俯卧位，医者循环推督脉－膀胱经1、2侧线，沿着督脉腰俞穴顺经而上，一指禅推至大椎穴，并从大椎穴右侧旁开1.5寸向下推至大杼穴，顺膀胱经右侧第一侧线以一指禅推至白环俞，返回至腰俞穴顺督脉向上至大椎，从大椎移至第二胸椎棘突下旁开3寸（附分穴），顺右侧第二侧线向下推至秩边穴；同法操作左侧。反复操作3次，计10分钟。

第二步，点按法。患者俯卧位，医者站立于患者左后侧，选择两侧膀胱经，顺经而动，由上往下，力量轻柔。重点点按两侧脾俞、胃俞、肝俞、肾俞、关元俞、殷门、委阳、委中、承筋、承山、飞扬、昆仑等穴位，操作10分钟。

第三步，擦法。擦腰骶部，暴露患者腰背部，手掌小鱼际面贴于皮肤表面，沿着膀胱经往返操作，先右后左，每侧来回50次。擦双侧八髎穴，操作中压力适中、速度均匀缓慢，皮肤不起皱褶，肌肤不红，感局部温暖。操作共计3分钟。

2. 内服中药

老年多发骨质疏松属于中医"骨痿""骨枯"等范畴，因肾精亏虚，导致骨骼失养、骨络瘀痹、骨质枯槁而骨折。临床治疗该病应以补肾固精、活血化瘀、强健筋骨为原则。补肾通络活血方以补肾助阳，益气活血为治则。其中熟地黄滋肾阴、补血，杜仲补肝肾、强筋骨，共同温肾助阳，益精填髓为君药；续断补肝肾、续筋骨，狗脊祛风湿、补肝肾、强腰膝，两者补肝强肾，强筋壮骨为臣药；骨碎补续伤止痛、补肾强骨，桃仁、红花活血调经、祛瘀止痛，四药活血化瘀同为佐使药；独活具有祛湿止痛之效，共奏益气活血、通络止痛作用；菟丝子、枸杞子强筋骨、壮腰膝，肉苁蓉补肾阳、益精血，并能润肠通便，使补而不滞，共同起到益肾壮骨、益精填髓的功效；延胡索、当归具有活血散瘀、补血养血之效。

吕立江基于中医学理论，并以具体临床症状和影像学检查为依据，采用手法结合中药的方法治疗骨质疏松症，内外兼补，扶正治本，且重视患者病后康复，对患者饮食结构、康复锻炼及心理状态进行指导，从而大大提高了疗效，减少了复发。

2020 年 6 月 7 日，70 岁的李先生来诊。主诉：腰背部肌肉酸痛伴双下肢乏力 2 年余。病史：近 2 年来无明显诱因下出现腰背部肌肉酸痛，腰背常感僵硬屈伸不利，伴双膝酸软畏冷。患者形体瘦削，睡眠较差，食少便溏，小便如常，苔薄白质淡，舌下络青紫，脉沉迟无力。既往体健。专科检查：腰椎生理曲度存在，L3 ～ 4、L4 ～ 5 椎旁肌肉紧张并压痛，脊柱无明显叩击痛，腰椎活动度正常，无双下肢麻木、放射痛、踩棉感；双下肢直腿抬高及加强试验阴性；双下肢感觉、肌力均正常，病理征未引出。辅助检查：腰椎核磁共振示退行性病变，L4 ～ 5 椎间盘向左后方膨出。骨密度检测（腰椎）T 值为 −4.01，提示重度骨质疏松。

西医诊断：老年性骨质疏松症。

中医辨证：脾肾阳虚证。

治法：温肾助阳，益气健脾，活血止痛。

明确诊断后，吕立江随即开出内服方药：熟地黄 15 g，骨碎补 15 g，狗脊 15 g，当归 9 g，杜仲 15 g，牛膝 12 g，川芎 12 g，续断 15 g，延胡索 15 g，丹参 12 g，黄芪 15 g，甘草 6 g。共 14 剂，水煎服，每日 1 剂，分早晚 2 次服。

同时配合手法治疗。治毕，嘱患者坚持适度运动，多接触阳光，高钙饮食。

2020 年 6 月 21 日二诊：患者服药后，腰背部疼痛缓解并觉肌肉舒展轻松，但仍不耐劳，久坐久立后腰背部酸痛引及两膝，畏寒减轻，胃纳较前好转，偶有口干便秘，小便如前，苔薄，脉沉细。再拟温补脾肾活血之法，佐以养阴生津，润肠。原方加菟丝子 15 g，火麻仁 15 g。14 剂，水煎服，每日 1 剂，分早晚 2 次服。配合推拿治疗，医嘱同前。

1个月后患者再诊：患者腰背部肌肉已没有明显的疼痛板滞感了，也没有畏寒肢冷的情况，精神挺好，饮食、二便、睡眠都不错。

吕立江嘱患者坚持适当户外运动，加强腰背部肌肉功能锻炼，谨防跌倒等意外；增加营养，摄入含高蛋白、高钙、高磷食物；补充钙剂，定期复查骨密度。如有不适，随时来诊。

手法与中药结合具有多途径、多靶点、协同增效的作用特点，在改善骨代谢方面具有独特的优势。

086   江南佛手——中医手法名家吕立江

学有大成

精研脊柱 理论创新

一、长期精研"脊梁骨"

脊柱，作为生命的脊梁，健康的支柱，人体力学活动的中枢，是"一身之要也，屈伸俯仰，无不由之"（图 4-1）。老百姓把脊柱称之为"龙骨"，俗话说"挺起脊梁"，意思是振奋精神，担当大事。可见，脊柱对人体是非常重要的，脊柱的健康支撑了全身的健康。

脊柱不健康，不仅会引起颈椎病、腰椎病等脊柱本身的疾病，还会导致脏腑的疾病。有很多患者说头痛、头晕、恶心，其实是颈椎病引起的；有些人胸闷、气喘不上来，以为是心脏病，实际是脊柱引起的。

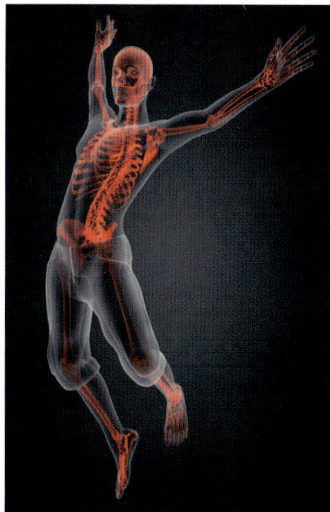

● 图 4-1　人体屈伸俯仰图

吕立江在大学学习期间，对脊柱解剖结构及脊柱相关知识烂熟于心，为他后来从事中医手法治疗脊柱病的临床、教学及科研打下了坚实的基础。他数十年如一曰，在科研上，以中医学理论方法为基础，应用多学科的新理论、新方法、新技术等对脊柱病进行研究，探索脊柱疾病的发病机制；对手法应用与优势病种进行规范化研究，使特色手法操作更加规范；应用生物力学理论，结合现代脊柱生理解剖学，探明不同的手法力与方向对手法临床疗效的影响；应用生物力学仿真模型和脊柱动物模型来研究手法治疗脊柱病的作用机制，为手法的临床推广应用提供指导和理论支持；应用现代器械装置，发明脊柱手法整复辅助装置，为脊柱手法整复操作提供便利；应用现代科技力量，研发中医手法机械臂，实现中医手法的机械智能化。

在临床上，吕立江不断创新中医手法，以提高颈椎病、胸椎小关节紊乱症、腰椎间盘突出症、脊柱侧弯等脊柱病的治疗效果。创新脊柱平衡法与仰卧牵拉法治疗颈椎病和腰椎病、五步复位法与杠杆定位手法治疗腰椎间盘突出症和脊柱侧弯、胸椎对抗扳法治疗胸椎小关节紊乱症，都收到较好的效果。其中，杠杆定位手法治疗腰椎间盘突出症技术被列为中华中医药学会适宜技术国际推广项目。

在以上脊柱相关研究的基础上，吕立江应用中医学的理论方法，结合自己近40年的脊柱病临床诊疗经验，总结出"肾督气脉论"，即"肾脏属阴，督脉属阳；肾精充盛，督脉调畅；肾督互通，阴阳自调；气脉通顺，则疾病无所留也"，以指导脊柱病的临床治疗。

二、提出"肾督气脉论"

吕立江认为，脊柱疾病的发生根本在肾和督脉。

那么肾与脊柱有什么关系呢？肾主藏精，主骨生髓。肾精乃先天之本，可养骨生髓，保证骨骼健康。同时，肾精亦可充养筋肉，维持肌肉强健。肾精充足，则筋康骨健、筋柔骨正，从而脊柱无病也。曾有学者考证《黄帝内经》中"肾者，作强之官，伎巧出焉"这句话，认为其中的"作强"为"作疆"，而"疆"也就是"弓"，应取象比类为人体的脊柱，从而得出"肾主脊"的结论，并认为肾为百官中的工部，其功能与修复机体相关，当肾中精气无以充养，即修复机体无力时，脊柱便会产生疾患。

那督脉与脊柱、肾的关系又如何呢？从经络循行来看，《素问·骨空论》曰："督脉者，起于少腹……贯脊属肾……上额，交巅上，入络脑……侠脊，抵腰中，入循膂络肾。"这段话明确指出了督脉起于小腹，即"脐下肾动气"之所在，循行贯脊络属于肾，并且与足太阳膀胱经相连，通于脑。从功能来看，督脉循行于背部正中线，为"阳脉之海"，联系手、足三阳经，使阳经之气交会于大椎穴；带脉、阳维脉与督脉亦有交会，因此督脉能调节全身阳经气血，总督一身之阳。此外，督脉与足太阳经相连，可通过足太阳经背俞穴支配人体脏腑机能。西医学认为，脊髓汇集全身神经，调节机体内外，与中医学督脉总督一身之阳，调控脏腑机能的认识极为相似。《黄帝内经》指出督脉上入于脑，下循脊入骶，这与西医神经解剖学中的大脑皮质脊髓束的走行十分相似，且皮质脊髓束调控躯干四肢活动，与督脉的功能基本一致。由此可见，大脑皮质脊髓束可能是督脉的主要实质，督脉－脑与西医学脊髓－脑的部位和功能相当吻合。而脊髓位于脊柱椎管内，可调控脊柱的运动，因此督脉与脊柱密切相关。肾主骨生髓，藏先天之气，寓含元阴、元阳，借道于任督二脉通行元气以散布周身，充养调控机体。《医学入门》指出："脑者，髓之海。诸髓皆属于脑，故上至脑，下至尾骶。髓则肾主之。"因此，肾与脑关系密切，肾精充盛，脑髓得养，方可保证脊髓的正常功能。肾中精髓通过督脉运输入脑，肾－督－脑彼此之间物质交换，循环往复，相互滋养。

由此可知，肾、督脉、脊柱三者息息相关。

吕立江结合自己多年的临床经验与科学研究，总结提出了脊柱病创新理论——肾督气脉论（图4-2）。

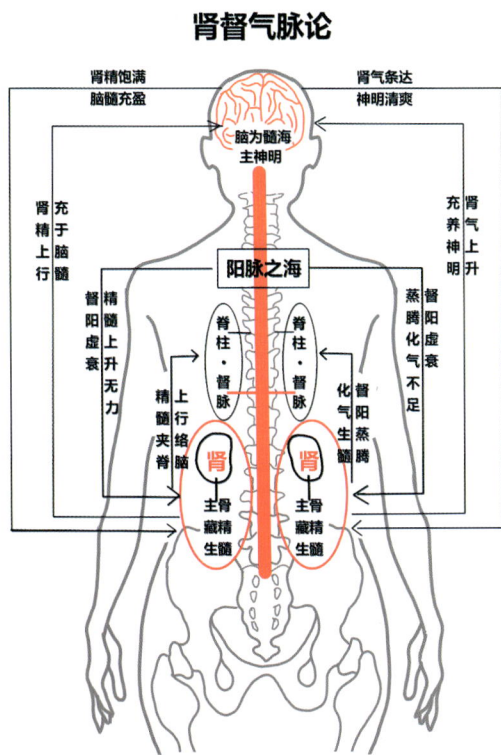

● 图4-2　肾督气脉论示意图

三、应用"肾督气脉论"

吕立江认为，脊柱疾病的发生，肾气虚为根，督脉空为因。因此，"补肾强督，调整气脉"可预防或减少脊柱疾病的发生。

他用所创的"肾督气脉论"广泛指导脊柱病的临床诊治。如颈椎病的发生是由于肾气亏虚，督脉失用，肾髓难以上承颈椎，颈椎失于濡养，颈椎间盘加速退变，髓不入脑，脑失所养，从而导致头痛、眩晕乃至瘫痪等症状。治疗原则当补肾通督，重在通督。颈型颈椎病以恢复颈椎正常生理曲度，纠正颈椎小关节紊乱，通畅督脉为主；神经根型颈椎病以松解神经根受压，活血化瘀，通督活络为主；椎动脉型颈椎病以行气活血，行督充髓为主；交感神经型颈椎病以纠正压迫，益气活血，益髓络脑为主；脊髓型颈椎病以补肾益髓，温通督脉为主。其治疗方法：先点揉风池穴2～3分钟，促进肾髓沿督脉上行。然后于枕后风府穴从两侧分推，经风池、完骨至耳后翳风穴，再沿着耳后从下向上推至角孙穴，反复3～5遍，便于散髓于脑。再揉捏颈肌，医者一手扶住患者的头部以固定，另一手拇指与食指、中指分别置于颈部棘突两侧颈肌部位，从上向下，从风府到大椎，揉捏颈部棘突两旁的肌肉，反复揉捏数次。最后调整颈椎曲度与小关节紊乱，使颈椎内外结构得到平衡，督脉畅通，肾气稳固。

除手法治疗外，还可配合中药内服。颈项部以督脉和太阳经为主，因外邪侵入，督脉受之，气脉受阻而致项背强几几。吕立江常以桂枝葛根汤加减，取其通督升阳之意。

总之，颈项部为督脉和足太阳膀胱经、足少阳胆经循行所过部位，同时颈项部的大椎穴为手足三阳经交汇的部位。颈项部手法结合中药，不仅可以疏通督脉阳气，还可以汇通六阳经之气血，对于改善颈项部及上肢酸痛沉重、肌肉僵硬，以及大脑供血不足所致头痛、头晕眼花等症均有很好的效果。

对于腰椎间盘突出症，吕立江认为腰为脊之下枢，藏髓之骨节，督脉之要道，藏诸气，会诸脉。肾精亏虚，督阳不升，窍髓受损，突出于窍，碍于督脉，气血凝滞于督，督阳难以升腾，则气脉不通，经筋失掣，沿经筋所循而发为筋腿痛、麻木等。如《医学衷中参西录》所云："肾虚者，其督脉必虚，是以腰痛。"治疗原则为补肾通督，重在补肾，兼以通督。吕立江治疗腰椎间盘突出症采用先理筋益肾，后正骨通督的方式。先用㨰法、一指禅推法、按揉、拿捏等手法松解腰、臀、下肢痉挛肌群，先轻后重，腰背部重点推拿足太阳膀胱经及督脉循行位置，以此通调经筋气血，激发膀胱、督脉经气以益肾气、通督脉。然后点按揉肾俞、命门、大肠俞、腰阳关、环跳、委中、殷门、承山、昆仑等穴，以局部酸胀为度，以此进一步行经筋气血，激发膀胱、肾经、督脉经气以益肾通督。接着采用仰卧屈膝牵抖法拉伸脊柱，再行杠杆定位手法等正骨手法纠正腰椎结构异常，改变腰椎间盘突出位置，恢复脊柱正常形态，恢复督脉阴阳升降。最后在患者腰骶部、小腿后外侧涂上活血通络中药药膏，用擦法以透热为度。如此，温通经筋气血，激发肾经经气，打通督脉，以达到"益肾通督"的目的。

腰椎间盘突出症内服中药则主要以补肾填精通督为原则，常用党参、山药、泽泻、木瓜、牛膝、枸杞子、大枣、生地黄、酒川芎、炒白芍、茯苓、杜仲、川牛膝、延胡索、桃仁、槲寄生、红花、酒乌梢蛇、甘草等。其中杜仲、槲寄生、枸杞子、山药、牛膝、生地黄等可滋补肝肾，益肾填精；茯苓、党参、山药、大枣皆有健脾之效，可补后天以滋先天，健脾以滋肾，并且脾主肌肉四肢，健脾既可强健肌肉四肢，还可防止滋腻碍胃；茯苓、泽泻同用，可利水渗湿，湿祛则经脉通利，腰府自健；延胡索、川芎、木瓜、川牛膝、桃仁、红花、炒白芍、酒乌梢蛇等药，可活血化瘀、舒筋活络、通利关节，恢复督脉阴阳升降，以通行气血精津。诸药共用，可益肾填精、行气活血通络、温通经筋以通督脉，可有效改善椎骨、椎间盘、血管、神经、脊髓等组织的营养供应，改善局部代谢，使腰部强壮有力、活动自如。

吕立江还以"肾督气脉论"为基石，结合临床实际，借用督脉灸、督脉熏蒸等治疗技术，创立以补肾为核心，通督为手段的"补肾通督"法运用于脊柱相关疾病的治疗，具有"简、便、廉、验"的优势。首先，在患者腰部以一指禅推法、㨰法、按揉法等手法，放松腰部肌群，调节经络气血；后点、按、揉两侧肾俞、大肠俞、膀胱俞、命门等穴位，以患者酸胀耐受为度；接着横擦腰骶部，使患者腰部微微发热，热力向内渗透；然后沿督脉循行轻轻拍打 2 遍，再让患者仰卧于督脉熏蒸床上，使用专门中药药剂进行督脉熏蒸，以疏通督脉经络，使腰部气脉通畅。或者使用督脉灸，灸及三壮，燃尽取下。嘱患者近日不要吹风受凉，注意保暖。

总之，肾气充盈化为肾精，肾精传导至督脉，充盈督脉，上达神明，荣养脑髓，气脉自通，则脊柱健康。矫正脊柱曲度，骨正才能筋柔，督脉经气通畅，脊柱生理功能才能正常运行。肾督互通，阴阳自调，气脉通顺，方能达到督通脊立，肾气似江的功效。

第二节

柔筋正骨　创新手法

一、筋骨平衡新认知

脊柱主要由筋与骨组成，骨并不单纯指人体骨骼，而是作为人体架构囊括骨骼、关节、骨髓等骨性组织，既可支持形体、保护内脏，又能输送精气、濡养全身，与筋共同承担人体的一切运动，这就是筋骨的平衡统一观。

吕立江根据中医传统理论，应用现代解剖学及生物力学，并结合 30 多年临床经验，提出了筋骨同治理论。他认为，筋不止于肌肉，骨不止于骨骼，筋束骨，骨张筋，筋与骨是复杂互根且处于动态平衡的运动系统，也就是"筋骨平衡"，一旦平衡打破，筋骨失衡，即可导致脊柱疾病产生。因此，临床治疗，只有达到"筋柔骨正"，"筋骨同治"，方可消除病痛。

吕立江认为，人体的运动系统由经筋系统与骨骼关节构成，两个系统相互统一。《灵枢·经脉》云："骨为干，脉为营，筋为刚，肉为墙。"所谓"骨为干"是指脊柱的静力性稳定，"筋为刚"则为脊柱动力性平衡，明确指出了筋骨相互依存、互为根本的静态稳定与动态平衡关系。《素问·痿论》就有"宗筋主束骨而利关节"之论，指出了筋与骨的从属联结关系，二者不可单独而论。清代沈金鳌在《杂病源流犀烛·筋骨皮毛发病源流》中云："筋也者，所以束节络骨，绊肉绷皮，为一身之关纽，利全体之运动者也。"指出了筋附着于骨，有着连属关节，约束骨骼的作用，骨连结于筋，有着保持筋的张力、维持筋所塑造的外环境稳定的作用。总而言之，筋络骨，骨连筋，骨居于筋内，筋位于骨外，筋为机体联络之纽带，骨为全身之支架，筋与骨之间的联系密不可分。

"筋骨失衡"是筋骨患病的根本病机，"筋出槽"和"骨错缝"是筋骨失衡最常见的病理状态。"筋出槽"是指筋的形态结构、空间位置或功能活动发生异常改变，表现为筋强、筋歪、筋缩等；"骨错缝"是指骨关节正常的间隙或相对位置关系发生了细微的异常改变，引起关节活动范围受限，临床可归结为"骨缝开错""骨缝参差""骨节间微有错落不合缝者"等。筋和骨在病理上互为因果，"筋出槽"不能束骨而利机关，易出现"骨错缝"；而"骨错缝"不能为筋提供良好的支撑，易诱发"筋出槽"。

若筋骨生理平衡被打破，则必然出现筋骨失衡的病理变化，正所谓筋损骨弱、筋骨同病，筋伤必然引起骨损，骨疾必伤及筋。可见，筋骨患病的根本病机在于"筋骨失衡"，治疗筋骨必须"筋骨同治"。

二、创新手法治筋骨

吕立江治疗脊柱病主张"筋骨同治"，重视"柔筋"结合"正骨"。柔筋治骨，正骨治筋，要在恢复"筋骨平衡"的状态，二者缺一不可。他在"筋骨同治"的学术思想指导下，通过大量的临床观察及基础实验研究，创立了"杠杆定位手法""五步复位法"等治疗脊柱侧弯、腰椎间盘突出症等筋骨疾病的独特手法，使"筋骨平衡"理论与"筋骨并治"方法得到临床及基础实验的验证，并在国内外得到推广与应用。

腰椎间盘突出症是临床上常见的造成患者腰腿疼痛的椎间盘退行性疾病。吕立江认为，该病的发病基础是腰椎间盘退行性改变与筋骨失衡。腰椎的每个椎体之间由椎间盘相连接，共同构成躯干与下肢联系的枢纽，是整个脊柱力线的重要支点。椎间盘由软骨板、纤维环、髓核共同组成。随着年龄的增长，髓核含水量减少并逐渐失去弹性，继而出现腰椎间隙变窄、周围韧带松弛。在急性外伤或慢性劳损的情况下，一旦纤维环发生破裂，容易导致髓核突出并压迫或刺激神经引起腰痛伴坐骨神经痛。

中医正骨手法治疗可改善微循环，提高痛阈，放松痉挛的肌肉，促进组织修复，加速病灶处血肿、水肿吸收，松解组织粘连，清除无菌炎症。而且关节的复位调整手法，可纠正异常椎体之间的解剖位置，从而减轻骨质增生或突出的椎间盘对神经、血管机械性的压迫，减轻疼痛和麻木。

正常的肌肉组织具有良好的弹性并保持一定的张力，触之柔软。对"筋"的触诊，包括肤温、皮下脂肪松软度、皮肤弹性、筋膜张力、肌肉紧张状态、局部压痛等。正常的脊柱关节，棘突排列整齐成一直线，棘突结构两侧对称。对"骨"的触诊包括棘突、横突、关节突等。触诊中发现的生理曲度改变、脊柱整体侧凸畸形、后凸畸形、异常凹陷、棘突间隙宽窄等，均可为临床医生提供腰椎间盘突出而致腰椎筋骨失衡的初步判断依据。

腰椎间盘突出导致筋骨失衡，使腰部肌肉处于反射性紧张状态，触诊可触及肌肉僵硬，以及因肌纤维异常紧张所出现的结节或条索状肌痉挛，部分患者出现受累下肢踝部以下皮温较健侧低等；软组织牵拉导致腰椎小关节的位置相对改变，触诊可感到棘突向一侧凸起，偏歪的棘突上、下间隙宽窄不等，因筋附着于骨上，故病椎间隙的棘突旁多有疼痛阳性反应点，深压时或可向同侧臀部及下肢沿坐骨神经分布区放射。此外，还常见保护性的脊柱侧弯或后凸，触诊可明显感到脊柱运动轨迹的变化。

吕立江充分认识和重视筋骨平衡理论在腰椎间盘突出症发生、发展及治疗中的作用，并将其贯穿于诊疗始终，为腰椎间盘突出症的预防、治疗和康复提供了新的思路。

吕立江认为，腰椎间盘突出症的治疗需要一个精准的治疗方案。他不反对手术，而是反对滥用手术。据吕立江临床观察，绝大多数的腰椎间盘突出症患者采用保守治疗即可恢复康健。他结合 30 多年的临床经验，研创了一套腰椎间盘突出症治疗方案——五步复位法，即通过"松"、"复"解除腰臀部肌肉痉挛，解决"筋"的问题，通过"拉"、"扳"、"整"解决"骨"的问题，从而达到筋骨同治，解除病痛的目的。

杠杆定位手法是吕立江针对腰椎生理解剖学及生物力学，并结合临床经验所创的整脊新手法，如针对青少年脊柱侧弯，他提出先用手法调"筋"。脊柱侧弯患者脊柱两侧肌肉长期处于不平衡状态，软组织对应筋，在理筋过程中对脊柱侧弯凸侧肌肉行重刺激手法以"泻实"，凹侧行轻柔推法、擦法以"补虚"，补虚泻实，调节脊柱两侧肌肉的动力平衡。手法操作可以使局部血液循环增强，改善患者肌痉挛，提升肌肉力量与耐力，对治疗及预后都有很好的效果。

研究表明，椎旁肌肉的改变和不对称性导致了不协调的运动姿势，从而加快了青少年脊柱侧弯的进展。在 Wang 和 Pessin 的研究中，通过青少年脊柱侧弯患者的活检，发现凸侧肌肉中Ⅰ型纤维与Ⅱ型纤维相比增加，在凹侧肌肉中则相反。Ⅰ型纤维抗疲劳但收缩速度慢，具有更长时间的持久性。而手法干预可以使肌肉中Ⅱ型纤维比例增高，从而使凸侧肌肉中的Ⅱ型纤维增加，改善侧凸症状。另一项研究表明，手法可能通过激活机械敏感性离子通道 Piezo1 抑制骨骼肌组织中细胞的过度凋亡，从而减缓骨骼肌损伤。

在调"筋"的基础上用杠杆定位手法正"骨"。吕立江在应用杠杆定位手法中发现，其可以有效调节脊柱矢状位的生理曲度，维持矢状面的弹力结构。通过手法调整脊柱曲度，其实是保证了骨与骨之间关节的连续性，一定程度上纠正了"骨错缝"。杠杆定位手法还能改善患者的顶椎偏移等指标，而顶椎偏移的改善能够明显调整患者的体态。

杠杆定位手法在脊柱侧弯的治疗过程中，重点关注脊柱的筋骨平衡，包括脊柱侧凸左右两侧与矢状位前后曲度的筋骨平衡，以及对筋骨所对应脏腑——肝肾的气血阴阳平衡的调理。杠杆定位手法能够灵活针对不同个体辨证施治，柔筋正骨，使人体气血阴阳趋于平衡，达到"筋骨平衡"状态。

第三节

生物力学 动物模型

一、生物力学建模型

吕立江认为，运用现代多学科方法研究中医手法，是开创中医手法创新应用的关键，中医手法要传承创新，提升科学价值，更好地应用于临床，必须要用客

第四章 ｜ 学有大成 097

观的科学依据讲明白中医手法的作用机制。

这需要大量的基础实验研究来支撑。

如围绕"杠杆定位手法"的作用机制这一课题，吕立江团队就研究了近20年。他们的目标很明确，就是要用科学实验数据阐明杠杆定位手法治疗的有效性，同时通过

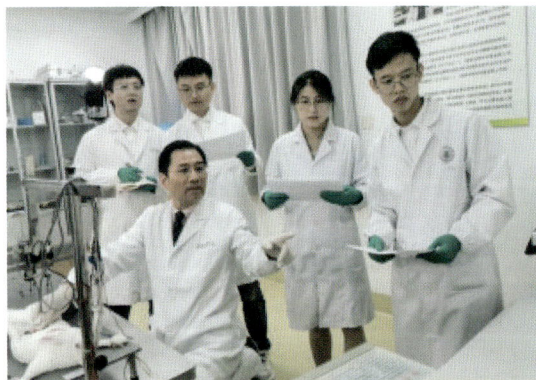

● 图4-3　吕立江团队生物力学实验图

客观化的动物生物力学实验数据，进一步优化整体方案，精准治疗（图4-3）。

吕立江带领研究团队与浙江大学开展了生物力学研究的长期合作。

生物力学是应用力学原理和方法对生物体中的力学问题进行定量研究的生物物理学分支。生物力学是解释生命及其活动的力学，是研究生物有机体的结构、功能、发生和发展规律的科学。生物力学的研究有助于更深刻地了解生物器官的功能，并进一步从功能的变化推知其生理或病理含义，从而设法进行预防和治疗。它是力学与医学、生物学等多学科相互结合、相互渗透而形成的一门新兴交叉学科。根据已经确立的力学原理和方法，广泛应用数学、物理学的概念和方法以研究生物体中的科学问题。

在椎间盘的生物力学特性中，终板是脊柱生理活动中承受较大压力的结构，覆盖于椎体上、下面骺环中间的骨面，软骨板与纤维环一起将胶脒状的髓核密

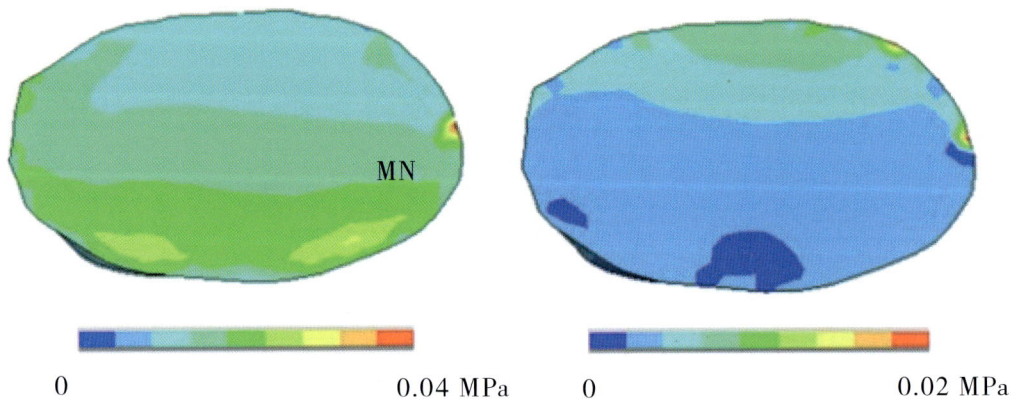

MN

0　　　　　　0.04 MPa　　0　　　　　　0.02 MPa

● 图4-4　椎间盘应力模型图

　　　　　　　　　　江南佛手——中医手法名家吕立江

封。软骨板完整时，髓核不能突出椎体；如软骨板不完整，髓核则会突入椎体。在高载荷作用下，终板会出现断裂，断裂形式分中心型、周围型、全板断裂型。当脊柱受压时，也有一部分椎间盘承受张应力。由此可见，脊柱在不同方向活动时，椎间盘都会承受张应力。吕立江团队用有限元方法建立了腰椎间盘应力模型（图4-4）。

吕立江认为，手法治疗以力为作用特征，从生物力学角度分析，手法治疗脊柱病的过程分三步：第一步，手法力的发动；第二步，手法力的传递；第三步，组织接受力后产生生物效应。这是手法治疗脊柱病的作用效应途径与作用环节。手法生物力学的三要素是作用点、作用力、作用方向。手法力直接作用于机体感受器，感受器发放动作电位，随后向中枢传入感觉性冲动信号，从而发挥调整人体机能作用。这一作用包含了中医理论所述的"协调脏腑的功能"。手法力作用于骨和关节，导致骨关节结构空间位置的改变，从而消除或减轻异常位移的结构对关节囊、滑膜、神经、血管、脊髓等组织的压迫或牵拉刺激，逐步消除病理状态，从而缓解临床症状。通过实验观察，手法可不同程度地降低椎间盘、小关节与韧带、椎体的应变与位移，提高其刚度，调整、改善静力性平衡。手法对椎间盘与周围结构的相对位置具有一定的调整作用，可改善椎间盘的相对位置、黏弹性与应力分布。手法应用于同一脊柱病治疗时，不同的医生实施，可能存在着不同的效果，其主要原因之一就在于各个医生手法作用力的差异。手法力是治疗效果发挥的始动因素，手法动力形式的变化，决定和影响着手法临床治疗效果。

基于以上的生物力学理论，吕立江团队开展了一系列生物力学动物模型的研究。

杠杆定位手法的物理模型建立。模拟杠杆定位手法，制作不同斜角的支撑架，支撑架下底面长150cm，上底面长90cm，宽为55cm，支撑脚杆高60cm，使腰椎后伸的各种固定角度、体位与之相同，对应L4-5悬空制作机械用力装置，模拟杠杆定位手法的作用力。所制作的机械模型固定在德国西门子Smatom.Emotion-16 CT扫描仪上，避免在CT扫描时力的大小、方向发生变化时影响数据的准确性。该物理模型的研究发现，杠杆定位手法能使腰椎的生理曲度发生变化，从而增加腰椎脊柱的稳定性；能使腰椎间盘形态发生变化，使椎间盘横向和纵向距离发生缩小，使椎间盘内压减小，负压增大，为髓核回纳创造了条件；能使腰椎间隙高度发生改变，有可能使椎体前缘、中间、窄间隙增宽，后缘间隙变窄，使椎间盘产生负压，使髓核回纳；能使腰椎间盘密度发生变化，从密度变化上可以看出在手法作用时可能会使髓核向中心凝聚，说明手法可能使髓核产生位移；也能使腰椎间盘与神经根产生相对位移，从而缓解椎间盘与神经根之间的压迫关系；能使腰椎管前后径的距离变大，增加椎管的容积，手法对椎管狭窄起到较好疗效；能使小关节间隙变小，而对正常无退变腰椎小关节的稳定性不产生影响，证实了本手法的安全性。

杠杆定位手法腰椎有限元模型（图4-5）。使用Biomedical Modeler建模系统从腰椎后伸40°的三维实体模型直接划分生成腰椎各节段的

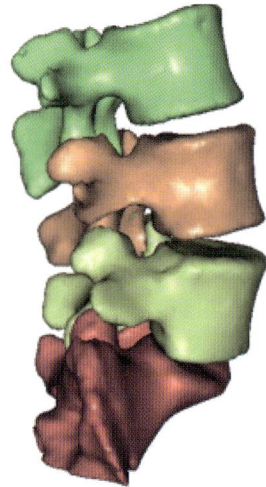

● 图4-5　腰椎有限元模型图

高质量体网格。对于皮质层使用壳单元进行模拟，将落入皮质层范围的内部四面体单元结点材质设置为0MPa，消除皮质单元和松质骨网格部分重叠的影响。用建模工具生成各相邻椎体的关节突软骨层，厚度为0.5mm，表面接触选用面—面接触单元模拟，初始间距设置0.6mm。椎间盘由终板、髓核和纤维环组成。上下终板设置为0.5mm厚，髓核体积占椎间盘的48.87%，胶原纤维体积占纤维环总体积的19%。用抗拉力的索单元生成腰椎的主要韧带组织，包含前纵韧带、后纵韧带、棘上韧带、棘间韧带、黄韧带、小关节突和钩椎关节的关节囊韧带，主要韧带组织采用非线性的材质参数。

通过研究证实了有无肌肉情况下腰椎后伸时各部分最大等效应力发生较大变化，活体的腰部肌肉协同和拮抗作用后，杠杆定位手法对后伸腰部椎体各部分

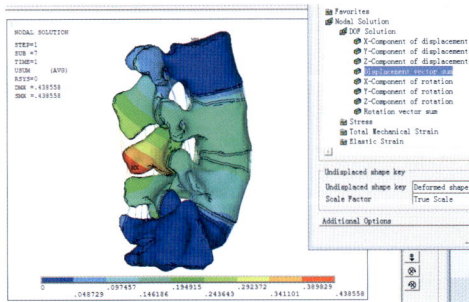

● 图4-6　无肌肉情况下腰椎位移有限元模型图

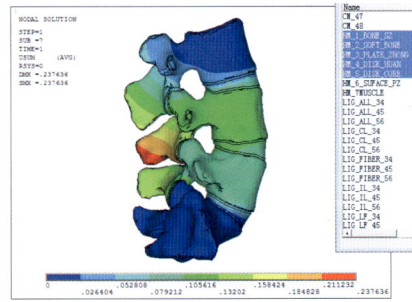

● 图4-7　有肌肉情况下腰椎位移有限元模型图

应力变小。从腰椎有限元模型位移云图中可以测得的位移最大值5mm，且此位置集中在杠杆定位手法作用的第4棘突上，椎体其他部分位移量从后向前逐级递减（图4-6，图4-7）。

杠杆定位手法能使腰椎整体向前位移，从而使生理曲度发生变化，增强腰椎脊柱的稳定性。实验发现，杠杆定位手法作用时，L4～5椎间盘的纤维环应力发生变化，当纤维环受到手法作用力时，也处于向前位移的状态（图4-8）。杠杆定位手法能使髓核的应力发生变化，有可能使髓核向前中部靠拢，密度增加，椎间盘内的负压增高，椎间盘的内压降低，这一变化为手法复位创造了有利的条件（图4-9）。杠杆定位手法能使终板的应力发生变化，但结果尚无法解释其对终板营养供应的改变，需要进一步的研究。

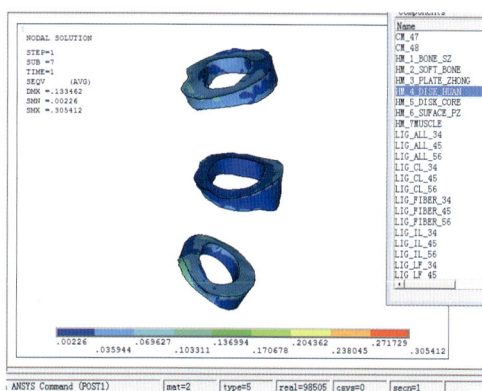

● 图4-8　腰椎间盘的纤维环应力发生变化

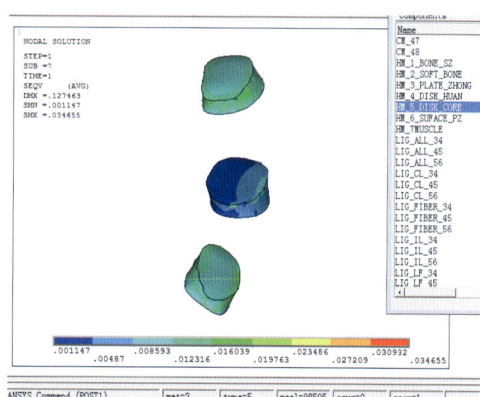

● 图4-9　腰椎间盘的髓核应力发生变化

二、动物模型揭机制

建立杠杆定位手法作用下腰椎间盘生物力学二维有限元模型。实验拟设定摘取的新西兰兔背部肌肉是均质弹性物体，并以此建立腰部平面（三角形）仿真模型。以新西兰兔脊柱为横轴方向把腰部肌群划分成左右两块，以兔子棘突为定点作纵轴直线，从L2到L6共5条纵轴直线，把纵轴与横轴的交点视为模型的节点（共15个节点，1-15），作对角线，从而把模型划分为单元格是三角形、单元格是16个的平面有限元模型（图4-10）。

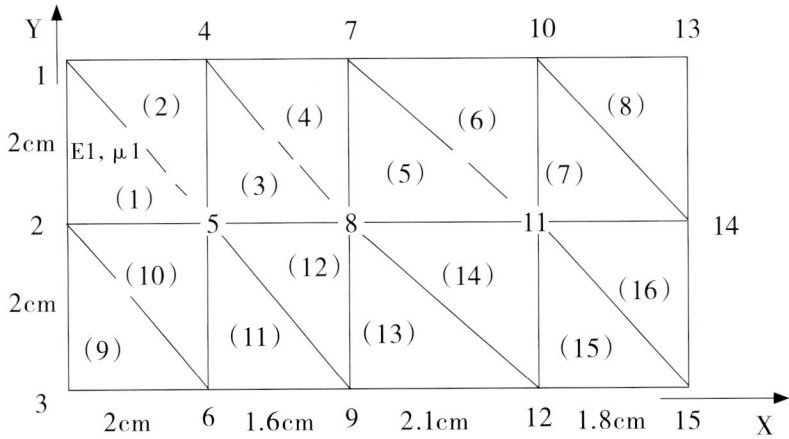

● 图4-10 平面二维有限元模型图

基于生物力学分析软件建立人体腰椎间盘生物力学有限元模型。此实验立足于上面动物实验的基础上，并设计了简单的15个节点，16个单元格的三角形有限元模型，并得出模型的初步生物力学参数结果：弹性模量E、泊松比μ和手法参数（压力F、位移X）之间的表达关系。

$$\frac{E}{(\mu+1)(\mu-1)^2} = \frac{F}{0.45\chi} \quad (1)$$

上式中μ为泊松比。泊松比在材料的比例极限内，由均匀分布的纵向应力所引起的横向应变与相应的纵向应变之比的绝对值。比如，一杆受拉伸时，其轴向伸长伴随着横向收缩，而横向应变e'与轴向应变e之比称为泊松比μ。

E为弹性模量。弹性模量可视为衡量材料产生弹性变形难易程度的指标，其值越大，使材料发生一定弹性变形的应力也越大。即材料刚度越大，亦即在一定应力作用下，发生弹性变形越小。通过（1）关系式，我们可以知道通过实际测量的F与X，可以获得生物力学参数，同时我们发现腰部肌肉群的生物力学参数与作用力之间的关系是非线性的。

以上通过兔子模型和人体模型的建立，成功开发了生物力学数据采集分析系统。经实践，该系统能准确采集杠杆定位手法作用下生物组织的压力、位移数据，并能实时同步再现，建立了家兔的平面有限元模型与人体腰椎间盘的平面有限元模型，获得人体腰椎间盘在杠杆定位手法作用下的生物力学参数（μ=0.3874，E=3.97N/mm²）。

同步开展研究的，还有脊柱侧弯动物模型的建立。

实验设计思路以临床需求为导向，进一步挖掘杠杆定位手法获效的实际内涵。吕立江分析了国内外最新研究进展，结合课题组的前期预实验工作基础，以脊柱侧弯椎旁肌肌纤维类型转换，以及 $CaMKII$ 蛋白为切入点，应用分子生物学实验方法，基于 $CaMKII-MEF2$ 信号通路探索杠杆定位手法对青少年特发性脊柱侧弯模型大鼠的椎旁肌作用机制。

但目前该类研究较少，在造模前期就遇到了困难与失败，目前尚没有很成熟的脊柱侧弯动物模型报道。传统的大鼠、小鼠需要截肢模拟人类双足站立情况，目前存在伦理问题，无法实施。吕立江带领研究团队攻坚克难，在前人的基础上创新大鼠模型，以臂丛神经截断模拟双足直立，并加栓系制造幼年期大鼠脊柱侧弯模型，并于 4 周后剪除栓系用影像学验证，Cobb 角大于 $10°$ 则为造模成功，终于取得阶段性突破。该脊柱侧弯模型能够在本学科脊柱侧弯基础实验领域起到一定的示范性作用。吕立江团队以脊柱侧弯导致筋骨功能态异常、椎旁肌特征异常改变为切入点，利用力学不平衡制造青少年特发性脊柱侧弯的大鼠模型（图 4-11），采用 X 线影像学、运动行为学与椎旁肌中相关受体的定性/定量分析等技术手段，展开"筋骨失衡态—调控肌肉相关信号通路—手法作用效应机制"关联规律研究。

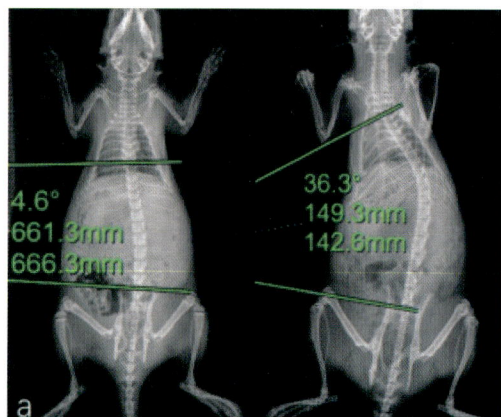

● 图 4-11　脊柱侧弯大鼠动物模型图

这项研究证实了 SD 大鼠长时间的栓系和双足状态能够诱发脊柱侧弯后，脊柱形态和功能发生了改变。大鼠椎旁肌中 $CaMKII$、$MEF2$、$PGC-1\alpha$ 蛋白及 mRNA 的表达含量均产生了变化。脊柱推拿是通过调控 $CaMKII/MEF2$ 信号通路中相应蛋白及 mRNA 的表达起到转换肌纤维类型，改善椎旁肌质量和治疗脊柱侧弯的作用。

这些研究都是为了揭示脊柱侧弯内在发病机制、杠杆定位手法治疗脊柱侧弯的效应机制，探索脊柱侧弯手法调控作用"外治内应"机理，为研发脊柱侧弯手法矫正机器人提供相关技术参数，打下扎实的实验基础。

临床科研 硕果累累

一、临床研究求验证

吕立江 30 多年如一日，一直坚持临床与科研并重。他认为科研为临床提供了基础研究和技术论证，为临床医生提供了更加准确、有效的诊断和治疗方案，促进临床成果的应用和发展。临床则为科研提供了实验材料和数据，验证了创新技术的可行性和有效性。

吕立江研创了仰卧牵枕微调法治疗颈椎病技术、胸椎对抗扳法治疗胸椎小关节紊乱症技术、杠杆定位手法治疗脊柱侧弯技术、五步复位法治疗腰椎间盘突出症技术、脊柱平衡法调整骨盆旋移技术，并在临床上反复验证，证实是有效的。

那么，以上这些创新手法与传统手法相比，临床疗效究竟如何呢？吕立江开展了多中心临床疗效研究。

吕立江对手法治疗腰椎间盘突出症采用了多中心（5个临床中心）、大样本、随机对照和相对盲法原则等循证医学研究方法，通过系统临床观察，客观反映不同手法治疗腰椎间盘突出症的疗效，并形成了杠杆定位手法治疗本病的优化方案和实践指南，在临床进行推广和应用。观察比较杠杆定位手法与放松类手法治疗腰椎间盘突出症的疗效结果：腰椎间盘突出症 367 例，男 211 例，女 156 例；年龄 17～78 岁，其中 20 岁以下 5 例，21~49 岁 301 例，50 岁以上 61 例。膨出型 165 例，突出型 117 例，游离型 85 例。367 例按随机数字表法分为治疗组（182 例）和对照组（185 例），治疗组采用牵引治疗仪持续牵引 30 分钟后，用杠杆定位手法治疗；对照组采用牵引治疗仪牵引 30 分钟后，用放松类推拿手法治疗。隔日治疗 1 次，3 次为 1 个疗程。观察患者的症状和体征（包括腰部疼痛与不适、下肢疼痛与麻木、大小便无力与会阴麻木、直腿抬高程度、下肢行走能力、工作生活能力），并按疗效标准比较两种方法的治疗效果。两组患者均获得随访，时间 1～6 个月，平均 2.6 个月。治疗 1 个疗程后，治疗组与对照组的症状与体征各方面较治疗前都有较大的改善（$P<0.01$），其中治疗组在腰部疼痛与不适、下肢行走能力方面优于对照组（$P<0.01$）。按疗效评定标准：治疗组疗效优于对照组，两组疗效比较差异有统计学意义（$P<0.01$）。膨出型治疗组 82 例，对照组 83 例，治疗组比对照组有效率略高，但差异无统计学意义（$P>0.05$）；突出型与游离型的治疗组与对照组相比，治疗组比对照组有效率高，差异有统计学意义（$P<0.01$）。研究发现，杠杆定位手法比放松类推拿手法治疗腰椎间盘突出症的疗效更显著，值得临床推广应用。

吕立江同时还开展了临床影像学研究。通过治疗前后影像学（CT 征象）的观察研究，以客观地评价杠杆定位手法治疗移行型腰椎间盘突出症（Lumbar disc herniation，LDH）的效果。本课题收集移行型腰椎间盘突出症 107 病例，按随机数字表法分配为治疗组（56 例）与对照组（51 例），运用规范化和标准化的诊断、病例纳入和排除标准，以及疗效评价标准等，确定治疗方法。以腰椎间盘突出症关系最为密切的症状与主诉、工作与生活能力、下肢功能、临床体征四大项目为主要观察指标，分别用杠杆定位手法（治疗组）和放松类手法（对照组）进行治疗并做前后影像学对照，比较两种治疗方法的治疗效果。治疗组总有效率 96.42%，对照组（总有效率 78.43%），两组整体比较差异有显著的统计学意义（$P<0.01$）。两组患者均获得随访，时间 15 天至 6 个月，平均 2.7 个月。治疗 1 个疗程后，治疗组与对照组的症状与体征较治疗前都有较大的改善（$P<0.01$），其中治疗组在腰部疼痛与不适、下肢行走能力方面优于对照组（$P<0.01$）。但从影像学 CT 征象观察，治疗组与对照组相比，差异无统计学意义（$P>0.05$）。治疗组前后对比，差异也无统计学意义（$P>0.05$）。结果提示：杠杆定位手法对移行型腰椎间盘突出症有较好的治疗效果，有明显减轻患者的症状和体征，明显改善腰腿痛症状，迅速恢复腰及下肢的活动功能。临床研究表明，杠杆定位手法是治疗腰椎间盘突出症的有效方法，但从影像学 CT 征象观察，与传统手法差异无统计学意义，杠杆定位手法治疗腰椎间盘突出症的机理尚有待进一步分析与研究。

二、基础研究有突破

2012 年，吕立江领衔主持浙江省本学科的第一个国家自然科学基金面上项目——基于神经反馈控制建立腰椎间盘生物力学模型及杠杆定位手法对腰椎间盘影响的仿真研究。该课题首先研制了用于采集数据的生物力学数据采集系统，包括建立疲劳兔实验模型、人体生物力学数据采集装置、生物力学采集分析系统，可同步采集动物及人体的杠杆力和平面力的压力、位移和肌电图数据。其次，通过上述系统对家兔和人体的腰椎间盘在两种不同手法的作用下，建立有限元模型，分析肌电图与杠杆定位手法的相关性，研究肌电图的相关特征。最后对杠杆定位手法进行操作标准化研究。

2017年，吕立江又成功立项了第二个国家自然科学基金面上项目——脉冲电场干预下杠杆定位手法对腰椎间盘生物力学特性及神经反馈机制研究。本项目研究脉冲电场干预下杠杆定位手法对腰椎间盘的生物力学特性及对其神经反馈机制的影响，探讨电场和杠杆定位手法临床疗效的相关性，为临床应用提供理论依据。研究以家兔为对象，分6种脉冲电场强度实验组，用自身对照法依次给予手法、脉冲电场结合手法；腰椎损伤模型下的手法、脉冲电场加手法等操作，研究脉冲电场结合杠杆定位手法对腰椎间盘的生物力学特性及神经反馈机制。通过生物力学数据采集分析系统同步采集杠杆定位手法力、应力应变、肌电图，建立有限元模型；用神经网络算法求解生物力学参数，阐明电场与杠杆定位手法对腰椎间盘的生物力学特性和神经反馈机制的影响，同时对健康志愿者进行验证。通过研究发现，杠杆定位手法结合电磁经络通治疗仪能提高治疗腰椎间盘突出症有效率，并探索了脉冲电场与杠杆定位手法联合作用下的腰椎间盘生物力学特性的变化规律，为腰椎间盘突出症的多方法治疗作用机制的系统研究提供了科学依据。

在前期生物力学相关研究的成果之上，吕立江积极开辟杠杆定位手法新的研究思路，并于2022年成功中标第三个国家自然科学基金面上项目——基于多模态fMRI与MRS技术对杠杆定位手法干预LDH镇痛的脑效应机制研究。课题组预实验结果显示，杠杆定位手法干预腰椎间盘突出症前后有显著的特异性脑网络效应。为深入研究镇痛起效的关键脑区靶点和中枢响应机制特征，本研究以腰椎间盘突出症优势病种为研究对象，分为手法组、药物组、健康受试组，采用多模态fMRI与MRS扫描成像技术，对比各组低频振幅和局部一致性情况，分析疼痛矩阵相关脑区为种子点局部脑功能连接特征，进而采用独立成分分析探索全脑网络功能连接，并检测脑内相关代谢物质谷氨酸、1-氨基丁酸等信号，旨在阐明杠杆定位手法对腰椎间盘突出症镇痛脑效应的网络化调节以及中枢神经生化机制，为杠杆定位手法对腰椎间盘突出症临床应用提供现代生物学基础。

研究发现，杠杆定位手法调控腰椎间盘突出症患者镇痛获效的即刻脑效应机制：腰椎间盘突出症患者的长期慢性疼痛存在"默认网络－背外侧前额叶－第一感觉皮层"神经环路的显著激活。执行控制网络－默认网络－背外侧前额叶可能是手法干预患者发挥即刻镇痛起效的关键神经环路。

点按委中穴使力敏舒快感对腰椎间盘突出症患者的即刻功能脑网络研究提示："带状盖网络（CON）－默认模式网络（DMN）"可能是点按腰椎间盘突出症患者委中穴即刻镇痛起效的关键神经环路。

杠杆定位手法调控腰椎间盘突出症患者镇痛获效的延迟脑效应提示：患者痛情绪的产生可能伴随左侧"前额叶（PFC）－第一感觉皮层（S1）－执行控制网络（ECN）"神经环路的显著激活。左侧"前额叶（PFC）－执行控制网络（ECN）－默认模式网络（DMN）"可能是手法治疗患者疼痛情绪调控的关键神经环路。左脑可能在手法治疗患者疼痛情绪调控上占据主导地位。

2024 年，吕立江团队又成功中标了第四个国家自然科学基金面上项目——不同振动模式的杠杆定位手法对腰椎间盘的应力应变及瞬态载荷下流固耦合效应研究。该项目主要是基于前期临床发现不同椎间盘突出类型及不同程度退变会存在个体化差异特征，针对不同振动模式杠杆定位手法对不同退变程度的旁中央型与中央型椎间盘会产生不同应力应变，手法干预所产生的椎间盘流－固耦合效应可能是杠杆定位手法治疗腰椎间盘退变的关键所在。该项目研究两种振动模式的运动学和力学参数采集，并基于腰椎三维有限元模型探索杠杆定位手法瞬态载荷下对腰椎间盘的作用力、位移、髓核压力流速及含水量变化。通过研究，评估两种振动模式的适用椎间盘突出类型，以满足当前腰椎间盘突出症个性化治疗需求，同时揭示杠杆定位手法对椎间盘的流－固耦合效应是干预椎间盘退变的关键所在，为杠杆定位手法干预腰椎间盘退变的生物力学作用提供理论依据。

吕立江在基础研究的同时，还将研究成果转化为 AI 智能设备。2021 年 11 月，吕立江主持首批浙江省"尖兵""领雁"重大攻关项目——脊柱侧弯的中医智能化矫正设备的研发与应用。以研发中医智能化医疗设备与应用对脊柱侧弯的临床治疗发挥核心作用与价值为目标，对中医临床松筋与正骨手法进行量化表征，分析其手法的生物力学参数，研制智能化中医松筋手法机械手和脊柱侧弯矫正装置。智能化控制系统软件的开发，包括数据采集分析模块、治疗方案生成模块、控制模块；整机集成，包括显示系统、控制系统、治疗系统的一体化设计，医疗器械安规和电磁兼容的相关测试。

三、临床科研获成果

至今，吕立江主持了国家自然科学基金面上项目 4 项、浙江省自然科学基金与浙江省中医药科技发展计划等项目 10 余项，研究成果获得浙江省科学技术奖与浙江省中医药技术奖等 20 余项，国家发明专利 20 余项，发表医学学术论文 150 余篇（其中 SCI 论文 20 余篇），主编或参编专著 50 余部，推动了浙江省推拿学科向科学高峰攀登。

2024 年 3 月，吕立江团队在 Frontiers in Microbiology（中国科学院大类 2 区 TOP）上发表 "Genetically predicted causal effects of gut microbiota on spinal pain: a two-sample Mendelian randomization analysis" 论文。该论文也是浙江省推拿学科发表的首篇 TOP 论文，论述了肠道微生物群与脊柱疼痛之间的因果关系，揭示了 "肠道 – 脊柱" 轴的关联，为研究肠道微生物群和脊柱疼痛之间复杂的相互作用提供了有价值的见解，也为未来通过对肠道微生物群有针对性的干预来预防和治疗脊柱疼痛的研究提供方向。

2024 年 4 月，吕立江团队斩获 "岐黄杯" 第十五届全国中医药博士生论文大赛优秀论文奖。周星辰和陈龙豪博士的参赛论文 "杠杆定位手法调控前额叶缓解腰椎间盘突出症患者痛情绪的脑网络效应研究" "脊柱相关疾病'脊督不通 – 神经易化'致病论与脊柱推拿手法治疗刍议" 在比赛中获 "仁心雕龙" 卓越论文奖。

"杠杆定位手法治疗腰椎间盘突出症的多中心研究" 的三项临床验证成果于 2010、2011、2012 连续三年获得 "浙江省中医药科学技术进步奖"；而 "杠杆定位手法治疗腰椎间盘突出症的临床研究" 获 2011 年 "浙江省科学技术奖" 三等奖；"杠杆定位手法对腰椎间盘影响的有限元分析" 获 2013 年 "中华中医药学会整脊优秀论文奖" 一等奖；"杠杆定位手法作用下正常腰椎间盘的应力应变特性研究" 获 2014 年 "世界中医骨科联合会国际科学技术进步奖" 一等奖；"杠杆定位手法治疗腰椎间盘突出症的生物力学参数的提取与规范化研究"获 2017 年"浙江省中医药科学技术奖"一等奖；"杠杆定位手法治疗腰椎间盘突出症的技术创新及临床规范化应用"获 2019 年"浙江省科学技术奖"二等奖；"腰椎间盘突出症创新技术的临床规范化应用及生物力学机制研究"获 2024 年"中华中医药学会科学技术奖"三等奖；这些奖项创新发明了杠杆定位手法精准治疗腰椎间盘突出症技术，通过"简、便、廉、验"的杠杆定位手法技术，使更多的腰椎间盘突出症患者避免了手术之苦，大大节约了医疗资源。腰椎间盘突出症作为 2013 年国家卫生健康委员会临床重点专科的优势病种，规范了该病的临床路径，杠杆定位手法作为该病的特色技术得到了广泛运用。该研究从生物力学的角度阐述了杠杆定位手法治疗腰椎间盘突出症的作用机制，为临床应用推广提供了理论依据。同时，规范了杠杆定位手法的操作流程、手法的角度、手法的力度，发现了手法操作的最佳"扳机点"（图 4-12）。

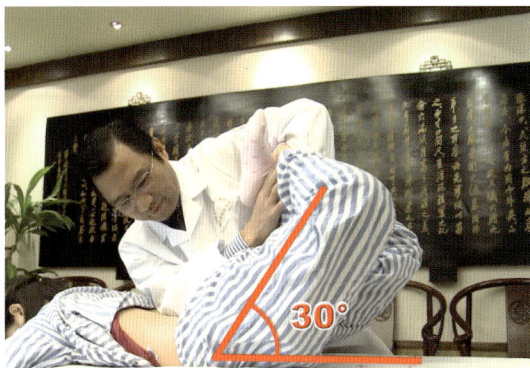

● 图 4-12　杠杆定位手法最佳扳机点图

　　吕立江还对创新技术与研究成果中的"突出的实质性特点"和"显著进步"，申请了发明专利，并进行成果转化。

　　从 2013 年起，吕立江陆续获得了"一种模拟杠杆定位手法装置"、"一种杠杆定位手法治疗调节器"、"一种胸椎复位法治疗调节装置"、"一种杠杆定位手法的力学参数与肌电的测试装置"、"一种脊柱侧弯检测仪"、"一种松筋推拿机械手"、"一种脊柱侧弯矫正装置"、"推拿手法及生物力学效应机制虚拟仿真实验项目软件"、"一种杠杆定位手法施力装置"、"一种带牵引推拿功能的脊柱侧弯医疗设备"、"一种针灸推拿治疗设备"、"一种穿戴式推拿手法测定仪"、"一种大鼠模拟腰突支架的固定装置"、"一种具有人体数据采集的杠杆定位手法治疗床"等 20 余项发明专利，为推动临床技术成果转化起到了重要作用。

　　2010 年，吕立江主编《腰椎间盘突出症》一书。让读者通过这本书，了解必要的腰椎间盘突出症的科学知识，提高基本的科学知识素养，认识常见的防治误区。

2023 年，吕立江主编了《脊柱病中医特色疗法》。该书重在体现中医药特色。以中医对脊柱病的基本认识为指导，立足脊柱的解剖结构，结合现代检查技术，突出编写专家的特色治疗方法与临床经验；结合脊柱病的临床实际，重点介绍了脊柱病及相关疾病临床治疗的宝贵经验。

第五节

特色手法　智能研发

吕立江经过近 20 余年的临床探索，研创了杠杆定位手法治疗脊柱相关疾病技术。该手法具有操作省力、定位明确、疗效显著等优点。如何将这一特色手法转化为智能化的产品设备，并在临床上投入使用，提升诊治效率，是目前脊柱相关疾病治疗亟待解决的核心问题。

、研发仿真机器人

随着科技的发展，人工智能（Artificial Intelligence，AI）已经逐渐成为我们生活中常用的工具。无论是工作、娱乐，还是日常生活中，我们都能感受到 AI 带来的便利。

那么，中医手法是否也可以实现 AI 智能操作？通过机械臂的操作，是否能更好地控制手法的力度和准确性，确保治疗的效果和安全性？

吕立江一直在思考、探索这个问题。

研制一款能够代替推拿医生来完成对患者实施手法治疗任务的仿真手法机器人，具有重大的社会意义和经济价值。

吕立江团队针对按、摩、揉、擦等推拿手法，进行运动学和动力学特征的分析，基于分析结果，进行了机械臂的选型，提出一种混合型 AI 机器人。这种机器人可以仿真按揉、点压、弹拨和推法等多种手法和技巧，并依据人体经络学理论设定了特定的轨迹。这些轨迹是根据人体的穴位点来确定的，选择的均是人体的重要穴位，并确定施加力量的方式和强度。

在研发阶段，吕立江团队遇到了很多的困难与挑战。

例如，如何准确地建立人体数据模型，以及如何精确控制手法的力度和频率等问题。

"因此，在将仿真手法机器人应用于临床实践之前，需要进行充分的研究和临床验证，确保其安全性、有效性和适用性。"吕立江说，"同时，在 AI 机器人操作过程中，专科医师的参与和监督仍然是非常重要的，必须确保治疗的质量和效果。"

目前，吕立江团队已经完成了多种手法动力学与运动学的特征分析，录制了手法的形态特征，完成了机器视觉穴位采集，制定了手法操作的具体方案与评价标准，确定了机械臂结构的选型与构造，以及机械臂运动学分析与仿真等，构建了安全可控、操作便捷的手法操作机械臂模型，为集合治疗、保健于一身的智能化操作与多模式推拿手法治疗为一体的 AI 机器人的研发奠定了坚实的基础。

或许，过不了多久，我们就能在临床诊室中，看到一台台灵巧可爱、智能操作的 AI 机器人为患者进行着杠杆定位手法和其他传统手法操作。

二、脊柱侧弯矫正仪

如何实现脊柱侧弯的中医手法 AI 矫正，仍是一个大难题。

吕立江决定迎难而上。他带领团队，确立明确的研究思路，依托浙江中医药大学推拿脊柱病研究所平台，在 2022 年成功立项了浙江省"尖兵""领雁"重点研发攻关项目"脊柱侧弯的中医智能化矫正设备的研发与应用"。

研发"AI 脊柱侧弯矫正仪"，既有前瞻性，又具有临床应用的价值。经过层层筛选，该课题从众多项目中脱颖而出，获得浙江省人民政府的支持与立项，这也是浙江中医药大学附属第三医院历史上第一个浙江省"尖兵""领雁"重大攻关项目。吕立江创立的杠杆定位手法矫正脊柱侧弯屡见奇效，而此项目就是要研发一套可高度模仿杠杆定位手法的 AI 仿真设备，以实现脊柱侧弯的整个治疗流程的精准化、智能化。

此套智能化操作系统需要具有以下核心技术与功能：

（1）能自动识别、分析患者脊柱侧弯 DR 片的软件系统。

（2）根据中医筋骨平衡理论，将名中医经验治疗方案导入大数据库，并能根据患者生理参数自动生成推荐治疗方案的软件系统。

（3）模拟中医松筋手法，矫正前自动对患者实施手法放松软组织的功能。该功能要求不仅能针对患者局部僵硬肌肉软组织进行放松，还能根据患者脊柱侧弯状况，顺着患者督脉两侧的膀胱经进行手法松筋治疗。根据不同患者的不同身高体重和脊柱侧弯状况，能随时调节松筋手法的位置和力度。

（4）模拟牵引治疗，自动对患者脊柱进行牵引，拉开椎间盘间隙的功能。该功能要求在给患者脊柱施加纵向拉力的同时，能根据不同患者的脊柱侧弯情况，进行一定角度的旋转、上下成角和侧向水平摆动等操作。

（5）模拟杠杆定位手法的操作，该操作要求根据患者不同的身高、体重状况，灵活调节位置和角度，可对 C 型和 S 型的不同侧弯情况进行治疗，并且在治疗过程中，能对手法力、角度、位移距离等各项参数通过传感器进行实时监测，使治疗安全有效。

通过 3 年的研发，2024 年 9 月已成功研发脊柱侧弯的中医智能化矫正设备，将 AI 机器人与中医手法相结合，提供一种自动化的治疗方式。该机器人能够根据脊柱侧弯患者的个体特征和需求，进行个性化的治疗，为临床矫正脊柱侧弯提供一种方便、安全的治疗选择。

第六节

实至名归 浙江名医

一、勤临床恩泽四方

吕立江自 1989 年从浙江中医学院中医学专业（中医骨伤方向）毕业后，一直从事临床工作。他三十余年如一日，坚持每周三个半天的门诊工作，每半天门诊量 30 余人次，年门诊量 5000 余人次。他用一双灵巧、温暖的手，解除了无数患者的病痛。

"记得第一次坐诊，整个人精神抖擞，豪情满怀，终于有机会真正接触患者了！运用多年系统学习的知识和技能，在临床施展拳脚的时候到了！"吕立江笑着说。可每当患者诉说这样或那样的不适症状，自己脑海里像过电影般地搜寻所学的知识点，却发现并非如书本上那样描述的典型病例，常常是满头雾水。此时方知"读书三年，便谓天下无病可治"的真正含义。

那段时间，吕立江白天不断接诊患者，下班后总结当天病例，碰到疑难病例及时查阅书籍，请教上级医师，就这样年复一年、日复一日地不断在临床上摸爬滚打，积累经验。

"治病又治心"是很多患者对吕立江医生的评价。他常说，医者不仅医病，更要医心。每次问诊，他都关切询问患者相关症状，逐一判断并耐心开导患者，医好病的同时，也打开患者的"心结"。

"两只起死回生手，一颗安民济世心。"身为一名临床医生，吕立江在工作之余，还经常送医下乡，为乡亲们提供医疗服务。正如吕立江所说："处于世界医学飞速发展的洪流中，机遇与挑战并存，我十分幸运却又不敢怠慢。治病救人让我感到快乐和满足，不是每一个职业都可以胸怀天下、兼济苍生，我为此感到骄傲与自豪。"

2013 年，他担任国家级临床重点专科负责人，深知肩上责任重大。多年来，他带领专科团队积极开展重点专科优势病种临床路径的研究，开展单病种的临床观察与诊疗技术优化研究，成绩斐然，2024 年 6 月，吕立江又担任国家中医药重点优势专科带头人。

吕立江坚持传承精华、守正创新。他临证不忘经络学说，辨证不忘《内经》及《易经》思想，开方不忘整体，结合患者体质、病程长短及预后综合考量，因而疗效极佳。他在传承传统手法的基础上，根据多年的临床经验，改良了麻醉下一次性大手法整复技术，创立了五步复位法治疗腰椎间盘突出症；应用生物力学与有限元方法，创新了杠杆定位手法治疗腰椎间盘突出症、青少年特发性脊柱侧弯、腰椎退行性疾病、骶髂关节功能紊乱症等病症，具有省力又省劲、定位准确、操作简便、疗效理想的特点；仰卧牵枕微调法治疗颈椎病、胸椎定点对抗扳法治疗胸椎小关节紊乱症、仰卧牵抖法治疗慢性腰肌劳损及腰三横突综合症等。这些创新手法技术较好地解决了临床常见病、多发病，甚至疑难病症。其中杠杆定位手法成为浙江省中医药适宜技术推广项目，每年在全省乃至国内外举办1～2期技术培训，近5年已培训医护人员1500余人。2018年，该技术又入选中华中医药学会适宜技术国际推广项目，吕立江先后受美国、英国、德国、澳大利亚、新西兰、日本、印度尼西亚和菲律宾等国家邀请，前去讲学与技术交流，为传播中医药文化做出了突出贡献，于2019年11月授予吕立江"一带一路"中医药国际传播杰出贡献奖。

吕立江恪守"患者至上"的行医准则，始终扎根于临床一线，潜心钻研新技术、新方法。他主攻脊柱及相关疾病，擅长用中医膏方调治肾虚腰痛、腰膝酸痛、四肢无力、颈椎酸痛、颈背发冷、四肢欠温等病症。他所有科研成果的取得都是基于其为患者解决实际病痛的执着和对技术不断精益求精的恒心。

吕立江认为，完全脱离科研的临床医生将很难适应日新月异的现代科学技术的发展，更谈不上观念、理论、技术的创新，也就无法胜任临床医疗工作。

随着吕立江医术的提升，他的名气也越来越大，源源不断的患者上门求诊。吕立江凭借高超医术和高尚医德，赢得了广大患者的信任和赞誉。

"医生是个好职业，每次看到患者康复的那种成就感是别人体会不到的。"吕立江一直把医疗工作当成一种享受，把患者的肯定当成对自己的最佳褒奖。

二、硕果累累成名医

吕立江重视对脊柱及相关疾病的基础实验与临床研究，成果丰硕。他从生物力学视角提出"三维脊柱平衡论"的学术观点，认为脊柱三维平衡失调是脊柱及相关疾病发生的根本原因，并由此创立杠杆定位手法等新技术治疗脊柱及相关疾病，立足"肝亏筋弱，肾虚骨软，督脉空虚"的中医理论，主张"筋骨同治"，在重视患者"骨"的治疗同时，还重视"筋"的治疗，树立"筋骨整体观"的指导思想，调治脊柱及相关疾病，屡见奇效。针对脊柱相关疾病，他认为脊柱－督脉－肾三位一体，从而创新"肾督气脉论"。

他精勤不辍，孜孜以求，著作等身。三十余年来，主编与参编国家级规划教材及专著 50 余部，在平凡的岗位上演绎了不平凡的精彩。其主编的医学著作代表作有《腰椎间盘突出症》《脊柱病中医特色疗法》《浙派中医专科卷·推拿卷》等，全国中医药行业高等教育"十二五"、"十三五"、"十四五"《推拿功法学》规划教材及全国中医药行业高等教育"十三五"、"十四五"创新教材《针灸推拿临床诊疗基础》《中医养生保健学》等。他不断总结临床经验和研究成果，发表学术论文 150 余篇，研究成果获得各种奖项 20 余项。

他学术严谨，勇于创新，先后主持与参与国家级、省部级、厅局级等课题 20 余项。其主持的代表性课题有国家自然科学基金面上项目"脉冲电场干预杠杆定位手法对腰椎间盘突出生物力学特性及神经反馈机制研究"、"基于神经反馈控制建立腰椎间盘生物力学模型及杠杆定位手法对腰椎间盘影响的仿真研究"等。"杠杆定位手法治疗腰椎间盘突出症的临床研究"荣获 2011 年"浙江省科学技术奖"三等奖、"杠杠定位手法治疗腰椎间盘突出症的生物力学指标提取及临床规范化应用研究"荣获 2017 年"浙江省中医药科学技术奖"一等奖、"杠杆定位手法治疗腰椎间盘突出症的技术创新及临床规范化应用"荣获 2019 年"浙江省科学技术进步奖"二等奖等奖项。

他除了承担繁重的临床和科研任务外，还担任浙江中医药大学推拿脊柱病研究所所长、浙江省推拿质量控制中心主任，教育部中医指导委员会推拿学科联盟副理事长、国家中医药高水平重点学科带头人，积极开展各种学术交流与学科建设。担任世界中医药学会联合会脊柱健康专业委员会副会长、中医手法专业委员会副会长，中华中医药学会推拿分会副主任委员、养生分会副主任委员，中国康复医学会推拿技术与康复专业委员会副主任委员，中国民族医药学会推拿分会副会长，中华中医药学会科普专家等职。每年多次参加国内外学术交流会，总结学术研究成果并进行演讲交流。2016 年起，吕立江获聘浙江省中医药学会推拿分会主任委员，真正在学术层面成为浙江省内推拿学科的领军人物。

"钻研然后知不足"，吕立江在中医手法领域辛勤耕耘，在中医知识的海洋里遨游。因为热爱，所以钻研；因为钻研，所以知不足；因为知不足，所以不断自我提升。

勇攀科研高峰，须静心笃志、力戒浮躁，远离急功近利心态，下苦功钻研，才能为推动医学进步贡献智慧和力量。

"肯钻研，有爱心和社会责任感是一名好医生的标准。"吕立江说。

从绍兴市的新昌县走出，成为迄今为止新昌籍第一个也是唯一一个浙江省名中医。吕立江经过不懈努力与奋斗，终成一代中医手法大家。在吕立江人生的不同阶段里，始终是中医这片广袤的沃土在滋养着他，使他一路驰骋，一步步成为如今的一名"大医"。"浙江名医"四个字，实至名归！

第五章

大医精诚

第一节

脊柱导引 养生保健 ～～～～～～～～～～

一、脊柱疾病要早防

《黄帝内经》指出："上工治未病，不治已病，此之谓也。"所谓"治未病"就是采取相应的措施，防止疾病的发生发展，即未病先防和既病防变。正因为如此，养生保健就不仅是中老年人的事，也是年轻人的事，养生伴随着每个人的一生，生命自孕育于母体之始，直至耄耋之年，每个年龄阶段都存在养生的需要；人在未病时、患病之际、病愈之后，也都存在养生的必要。

脊柱作为上端承托头颅骨，下连骨盆，中附肋骨，并作为胸廓、腹腔和盆腔后壁的支柱（图5-1）。脊柱由26块椎骨组成，颈椎7块、胸椎12块、腰椎5块、骶骨1块和尾骨1块，由韧带、小关节及椎间盘连接而成，是人体的中轴骨骼及身体的支柱，具有支撑、减震、保护和运动等功能。

一般情况下，女孩的脊椎在18岁定型，男孩的脊柱大约在20岁定型。在实际生活中发现，成年后脊椎的问题，很有可能就源自小时候不良姿势的影响。因此，脊柱疾病要早防。在每年的世界脊椎健康日，吕立江都会提醒大家，小时候脊椎没有保养好的孩子，长期积累到侧弯等变化，就算未成年阶段他们没有什么

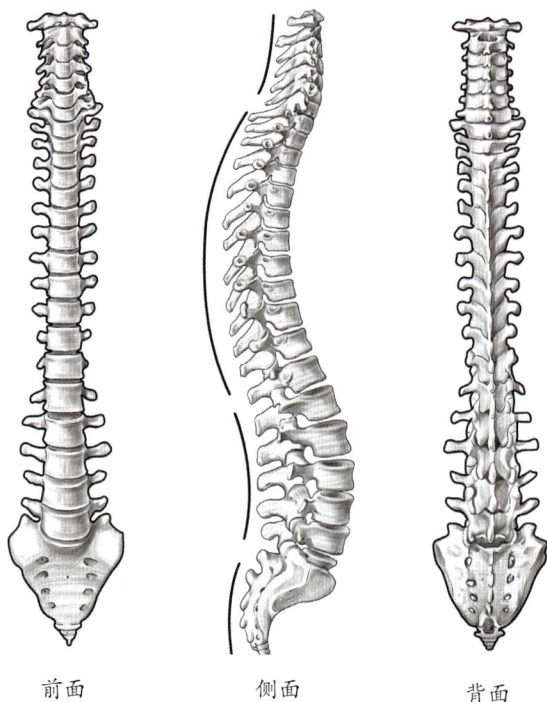

● 图 5-1　脊柱的前面、侧面、背面示意图

前面　　　　侧面　　　　背面

严重的反应，但成年后，其脊椎比健康的人要脆弱许多，很有可能一个喷嚏这样的轻微小动作，就能"打"得椎间盘突出来。

每年暑假期间，吕立江门诊都会迎来小学、初中的小患者，"全部是脊柱侧弯了。"有个 15 岁的女孩子小朱，读初三，快要中考了，有一个周日下午，上完培训班来门诊，小姑娘是哭着进来的，"背脊抽牢了……"

吕立江用手触摸了一下孩子的背脊，估摸着胸椎侧弯了。他看小朱背了个单肩书包来，一拎重得很，"毛估应该有三四十斤。"

片子拍出来显示：胸椎小关节紊乱症。小朱和妈妈还是吓出一身冷汗，问吕立江怎么办? 吕立江给小朱做了一个胸椎定点对抗扳法，解决了这次急性发作的问题。

学业压力越来越重，书包越来越重，吕立江建议，能够减重轻装上阵走路最好，如果实在没有办法，就一定要注意避免两边肩膀受力不均匀，建议孩子不要背单肩包，最好背专业的双肩包，就是那种肩带会做抗压处理的书包。

还有一点要注意的是，在学校午休的时候，很多孩子喜欢头侧在小手臂某一边睡，这个姿势对脊椎不太好，长此以往，很容易造成脊柱侧弯。"如果没有条件躺着睡觉，大家趴着睡的时候尽量把头埋在双臂正中的位置，这样对称会好很多。"

现在有越来越多的年轻人开始注重强身健体，但如果不注意运动方式，不仅对身体无益，反而会给身心带来伤害。

21岁的大学生小冯是个十足的健身达人，篮球、足球和游泳样样爱玩。暑期回到家乡杭州，几乎每天都约好哥们一块切磋球技。一天下午，小冯和哥们一块打篮球，在一次投篮时，可能由于用力过猛，腰扭了一下。当时小冯感觉腰有些疼痛，就坐在旁边休息。晚上回到家腰疼更加厉害了，母亲看着儿子脑门渗出的汗珠，感觉这次腰部可能是受伤了，立即带儿子来到吕立江名中医工作室就诊。经检查，小冯是"腰椎间盘突出症"，治疗半个月后方才恢复。

在8月8日全民健身日，吕立江特意通过媒体，向市民们给出温馨建议，要根据自身体质和个体差异来选择适合自身的脊柱运动方式。运动前要进行一些简单的热身运动，将身体的各个关节舒展开，然后再开始脊柱运动，这样可以起到更好的运动效果。需要特别提醒的是，超负荷运动对人体脊柱的伤害很大。"生命在于恰到好处的运动，运动适度才会对人体有益。"

有人说，我太忙，没有时间运动。其实，"运动可以无处不在"。一些上班族平时一点都不运动，到了休息日就"突击"运动，这样的生活方式未必好。倒不如将"运动锻炼"融入到日常工作、生活当中。比如办公室伏案一小时左右就做个颈椎、腰椎导引等。

吕立江根据人体脊柱生理解剖结构创立了脊柱导引术。

二、独创脊柱导引术

脊柱导引术是吕立江根据脊柱的解剖特点和生理功能，立足于中医的整体观念，针对不同的脊柱节段而设计。其特点是动作简洁，容易掌握，不受场地限制，久练效果显著。脊柱导引锻炼时，强调松静驻立，动作舒展，左右上下，使脊柱得到全面伸展。

（一）操练方法

1. 预备式　两足站立，与肩同宽，自然安静，悬头松肩，虚腋垂手，平静呼

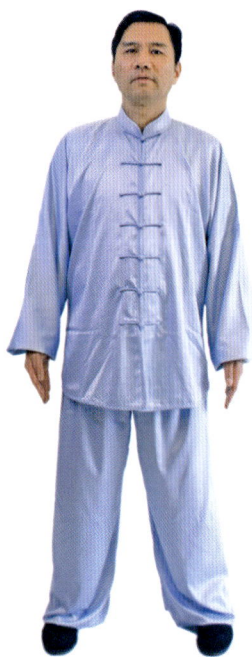

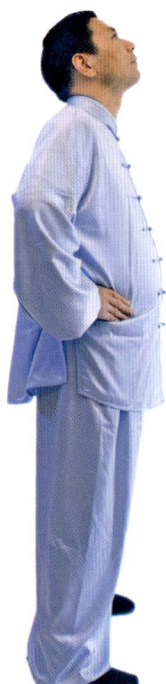

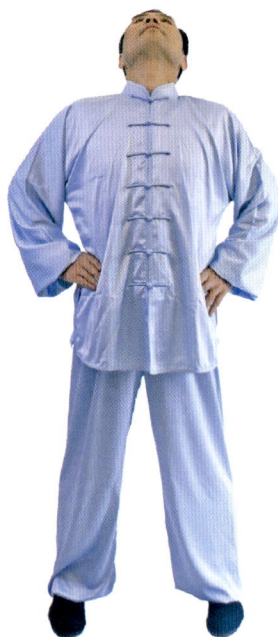

● 图 5-2　预备式示意图　　　　● 图 5-3　望月观星（侧面、正面）示意图

吸（图 5-2）。

　　2. **望月观星**　两手慢慢从两侧提起，双手叉腰，拇指朝后，含胸拔背，松腰收臀；颈椎慢慢后仰，观望天空，含视日、月、星、辰（即似看非看）片刻（图 5-3）。

　　3. **仙鹤点水**　两手提至腰间，掌心向上，拇指向前（图 5-4）。两手从腰间向前划弧，手背相对，手心向外，向前伸展；伸尽时，下颌同时前伸，意想下颌似仙鹤之嘴，点饮前方仙水（图 5-5）；然后缩颈回收，扩胸上仰，两手上举，头面朝上（图 5-6），收回复原。反复 7 次。

　　4. **左顾右盼**　双手叉腰，头尽力向左转动，眼看左肩后方（图 5-7）；再尽力向右转动，眼观右肩后方（图 5-8），转动幅度尽量求大，速

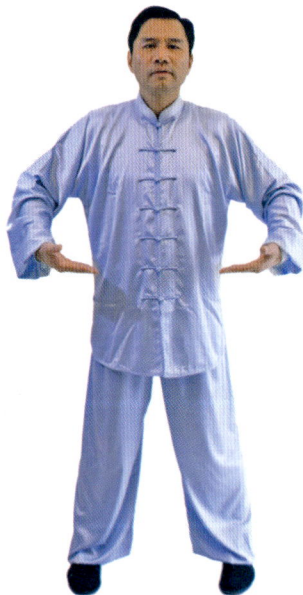

● 图 5-4　仙鹤点水（一）示意图

　　　　　　　　　　　江南佛手——中医手法名家吕立江

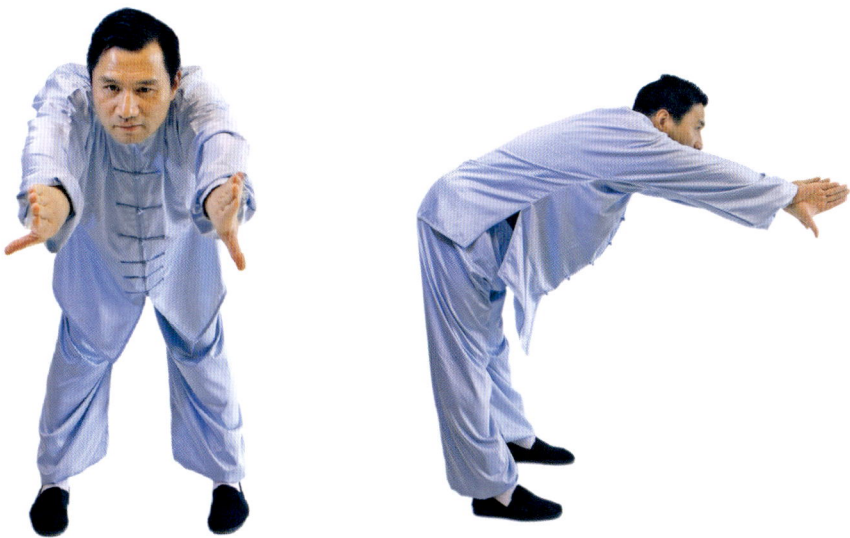

● 图 5-5　仙鹤点水（二）正面、侧面示意图

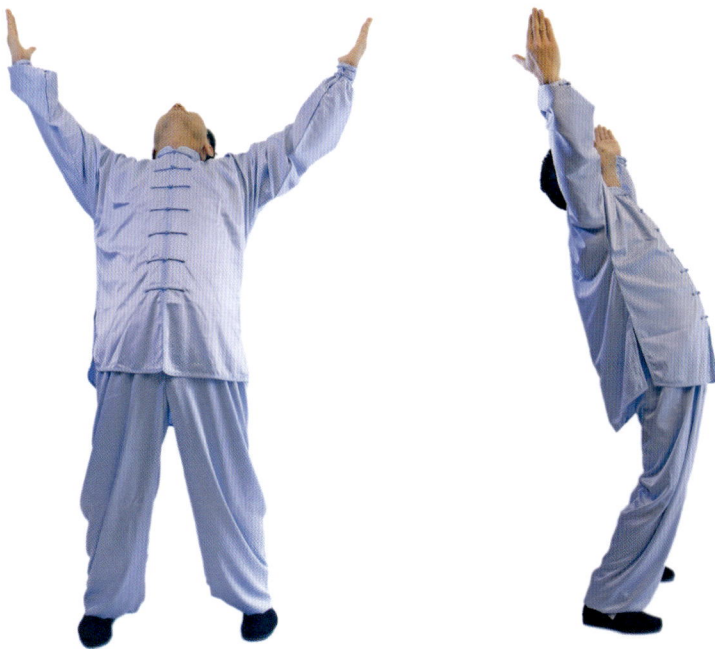

● 图 5-6　仙鹤点水（三）正面、侧面示意图

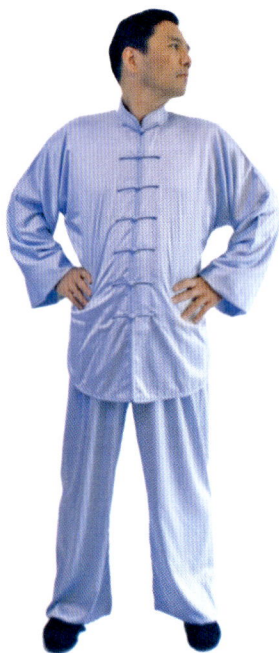

● 图 5-7　左顾右盼（左顾图）　　　　● 图 5-8　左顾右盼（右盼图）

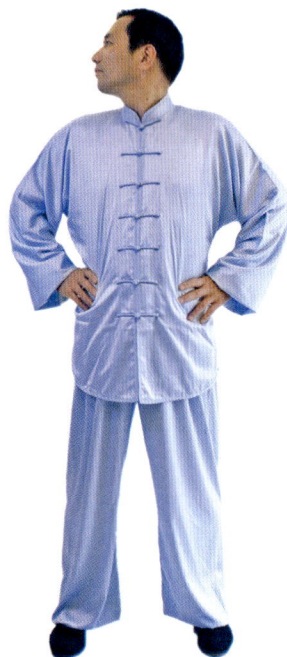

度尽量求慢，重复 7 次。左转时呼气，头转正时吸气；右转时呼气，头转正时
吸气。

5. **颈项相争**　双手从腰间慢慢上提，双手交叉握住枕后，两手臂尽力外展，
头项用力向后，双手用力前推，手臂与颈项对抗用力，反复 7 次，放松复原（图
5-9）。

6. **轮转双臂**　左腿向左跨一大步，转体 90° 呈弓箭步，前弓后箭，右手叉
腰，左手变手掌，向前划弧，以左肩关节为中心轮转手臂，意念想象，展臂弧
度由小到大，直至无穷。摇转 7 次，呼吸自然，左右方向相反，动作相同（图
5-10）。

7. **引气归原**　双手向两侧捧气贯顶，引气回归下丹田（肚脐下 1.3 寸处）（图
5-11）。

每天早晚各练一次，每次练 20 ~ 40 分钟，只要持之以恒，练习 3 个月以上，
必见成效。

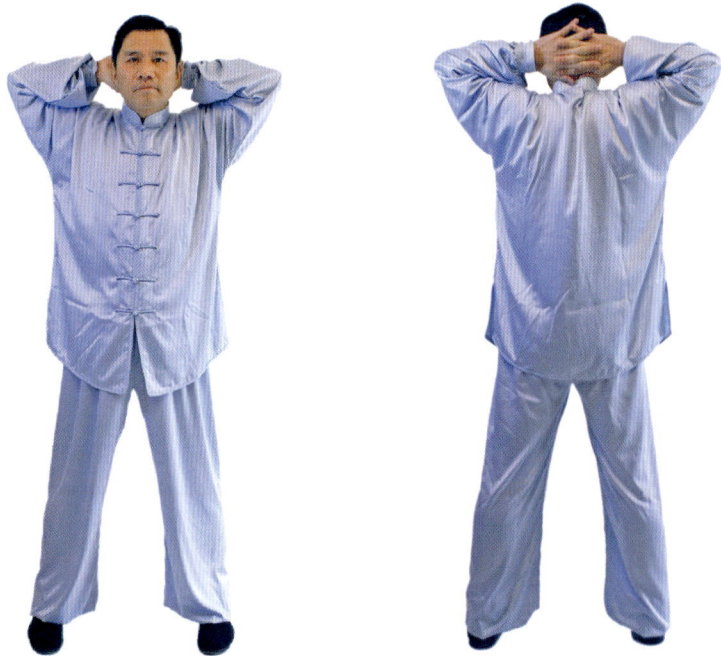

● 图 5-9　颈项相争正面、背面示意图

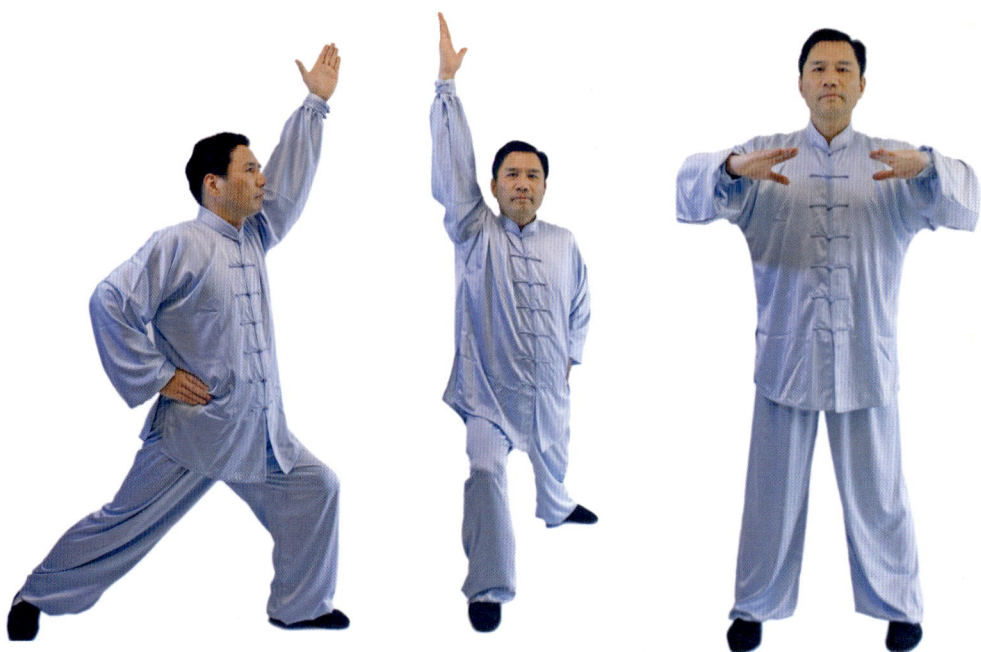

● 图 5-10　轮转双臂侧、正面示意图

● 图 5-11　引气归原示意图

（二）操练要点

1.静立形松，呼吸平和，凝神静气，通畅督脉。

2.似看非看，仰望星辰，挺胸仰颈，酸胀得气。

3.意想仙鹤，点饮前方，尽力伸颈，节节放松。

4.转颈缓慢，幅度求大，眼看前方，呼吸协调。

5.臂项争力，双臂摇转，左右交换，引气归原。

（三）呼吸要求

从自然呼吸开始，平静呼吸，久练后做到呼吸深、长、细、匀，绵绵不断。

（四）意念要求

意念采用观想法，随动作意想日月星辰或仙鹤点水，不求意守。

其中的"仙鹤点水"是吕立江根据颈椎解剖结构特点，结合生物力学研究成果，总结多年颈椎病诊疗经验所总结的一式功法，对颈椎病患者锻炼效果尤为理想。

脊柱导引是针对脊柱健康的锻炼方法，要保持全身健康还需要配合其他的养生方法。为此，吕立江主编了全国中医药行业高等教育"十三五""十四五"创新教材《中医养生保健学》，书中介绍了丰富多彩的养生保健知识，提供了许多传统有趣、行之有效的养生方法，不仅满足了培养新世纪高等中医药院校高素质应用型创新人才的需要，也给广大百姓普及了防病和病后调养方面的知识和方法。

第二节

学科建没　引领浙江

一、学科发展定方向

学科是高校建设的细胞，也是高校建设一流大学的载体。学科建设是高校发展的一项综合性、长远性的工作，是全面提高学科人才素质、学术水平和高校整体水平的根本和基础。吕立江很认同学者提出的这些观点。

高校发展应该重点在学科建设，而医学院校特别要重视临床与科研的融合发展，将附属医院的临床实际问题作为科研方向，实现技术突破、机制创新，将科研成果转化成新技术、新疗法、新指南，从而进一步推动临床诊疗水平的提高。

对医学院校的附属医院而言，要重视医、教、研的有机结合，通过高效的教学促进临床质量改善，同时为学科发展培养后备力量。吕立江十分重视学科建设，经过多年的努力，成功立项了"国家高水平中医药重点学科"、"国家级卫生健康委员会临床重点专科"、"国家级中医优势专科"等项目，在他的带领下，浙江中医药大学推拿学科发展迈上了一个新的台阶。

吕立江认为："推拿学科是一个特色鲜明、技术优势明显、学科队伍相对合理、学科建设成效显著、技术临床疗效得到广泛肯定的学科。但在新的形势下，当学科发展遇到一些瓶颈的时候，就需要积极谋划与思考。"

对此，吕立江经过研判，明确了浙江中医药大学推拿学科的发展方向。

首先，他明确了浙江中医药大学推拿学科的内涵与外延。他把浙江中医药大学推拿学科的内涵确定为脊柱病的基础实验与临床应用研究，特别是特色手法对腰椎间盘突出症的基础实验与临床研究。重点围绕推拿手法的生物力学机制研究与功法导引的临床应用研究，并兼顾小儿推拿特色疗法研究。也就是说，必须要寻找一个适合学科发展的"脊柱病优势病种"，并针对这一类疾病提出完整的临床诊疗方案，提供翔实的基础科研支持，这样才能打造自身特色，集中力量干好一件事，并为后续发展打下基础。

而学科的外延，吕立江则认为应从以下三点进行拓展，即特色手法技术的转化与推广、亚专科的临床拓展与应用，以及科研成果的转化与应用。他认为："无论是基础研究，还是临床课题，不进行有效的转化推广，都无法将研究成果真正应用。也就是说，无法转化推广的科研成果，不能算是有效的科研成果。"因此，吕立江在积极投身于科研的同时，还非常重视科研成果的转化，每当有研究完成时，他就会立即着手进行成果转化，力求科研经费不浪费，科研努力不白费。

为了浙江中医药大学推拿学科的全方位发展，在注重"腰椎间盘突出症"这一疾病诊疗的同时，吕立江亦规划了学科的临床拓展。在他的带领下，浙江中医药大学推拿学科和浙江中医药大学附属第三医院协同进行了推拿学科亚专科拓展，设立了伤科推拿、脏腑推拿、小儿推拿三大临床亚专科。其中，伤科推拿专科重点研究项痹病（神经根型颈椎病）、颈性眩晕（椎动脉型颈椎病）、腰痛病（腰椎间盘突出症）这三类疾病；脏腑推拿专科重点研究类冠心病、咳嗽、消化不良、产后盆腔康复等多类疾病；小儿推拿专科则重点研究小儿肌性斜颈、小儿泄泻这两类疾病。明确学科分组，确定了科室成员的重点研究方向，合理的团队结构也促进了学科发展的速度与高度。

他还结合学科现实提出了学科推进拟采取的四点重要措施：①引进学科高层次人才，多培养与引进优质博士。②落实院所合一的研究所，拓展相关实验科研工作平台。③在全国范围内建立学科合作联盟，推进学科更高层次发展。④对标国内高水平学科，落实发展计划，实现高质量发展。

如今，浙江推拿学科正沿着他规划的方向稳步提升。

二、学科地位领浙江

在吕立江的带领下，浙江中医药大学推拿学科已成为浙江省推拿学科的"领头羊"，在全省乃至全国推拿学科中，无论是人才培养、科研创新、成果转化、手法适宜技术推广，还是在普及推拿优势病种的诊疗、提升推拿学科在卫生保健领域的应用、对基层卫生机构的对口支援等方面，都有着较大的贡献和影响力。

回顾这些年浙江中医药大学推拿学科的发展历程，1983 年开办浙江中医学院针灸推拿学专业，1984 年开设针灸推拿学硕士点，2001 年推拿学被列为浙江省中医药重点学科，2003 年被列为浙江省高校重点建设专业，2005 年列为浙江省高校重点学科，2007 年针灸推拿学专业被遴选为国家特色专业，同年推拿学被列为浙江省中医"名科"建设项目，2008 年针灸推拿学专业被批准为国家一类特色专业，同年推拿学科被国家中医药管理局确定为国家"十一五"重点专科建设单位，2009 年针灸推拿学列为浙江省重中之重学科，2012 年被评为国家中医药管理局"十二五"重点学科，2013 年成功立项国家卫健委"十三五"重点专科，2019 年《推拿保健与养生》被教育部认定为国家级精品在线开放课程，2020 年

《推拿保健与养生》被评为国家级一流本科课程。

到了 2023 年，浙江中医药大学推拿学科又被评上国家高水平中医药重点学科！这不仅标志着该学科已经达到了国家中医药重点学科的高水平要求，而且也是浙江省唯一一个被评上的国家级重点学科，含金量十足。吕立江作为该学科带头人，也成为浙江省国家级学科的掌舵者。

吕立江认为，科研水平是学科整体实力的体现。为了提高浙江省推拿学科的整体水平，他特别注重科研。2012 年，吕立江带领学科团队，成功中标了浙江省推拿学科第一个国家自然科学基金面上项目。随后，2017 年、2021 年、2024 年又陆续中标了国家自然科学基金面上项目，至今他的学科团队中标国家自然科学基金项目已达 9 项。

他积极投入创新研究，针对研创的杠杆定位手法，在多年临床疗效得到明确肯定后，先后对该手法进行了腰椎间盘生物力学特性和神经反馈机制的研究，取得了一系列成果，获得各类奖项 20 余项，其中"杠杆定位手法治疗腰椎间盘突出症的技术创新及临床规范化应用"获得"浙江省科学技术进步奖"二等奖（图 5-12）。

吕立江学科团队并没有满足于现有成果，仍然继续不断深入研究，"基于多模态 fMRI 与 MRS 技术对杠杆定位手法干预 LDH 镇痛

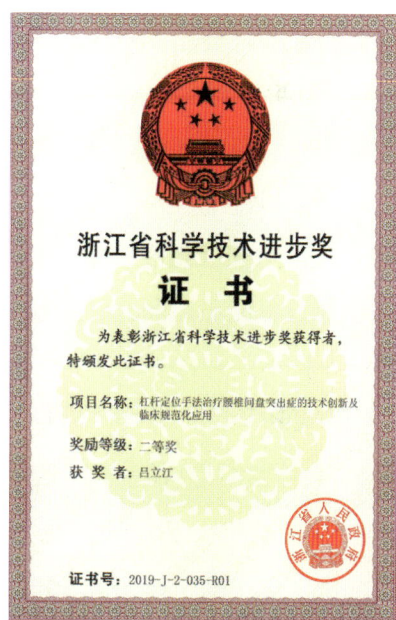

● 图 5-12　浙江省科学技术进步奖证书

的脑效应机制研究"是 2021 年中标的国家自然科学基金项目，为阐释杠杆定位手法对腰椎间盘突出症疼痛改善的发生机制找到突破口，也有利于促使基础研究成果走向临床应用。

吕立江认为，科研最终要反哺临床才是正确的思路。如何将他的国家发明专利转化为产品并在临床上投入使用，提升诊治效率，他把"一种杠杆定位手法施力装置"（专利号 ZL 202110147958.3）、"一种脊柱侧弯测量仪"（专利号 ZL 201911022677.4）等与企业合作研发，拓展临床应用，解放临床医生的劳动力。

如脊柱侧弯的测量仪得到转化，脊柱侧弯就会得到高效、快速、准确地筛查。

盘点这些年吕立江在学科建设上的成果，秉承"传承精华、守正创新、合理定位、医工融合"的理念，2022年推拿脊柱病研究所正式揭牌，标志着推拿学科高校科研平台正式启动；到2024年度为止，吕立江团队共发表学术论文300余篇，发表SCI/卓越期刊等高水平论文50余篇，国家授权发明专利20余项；主编与参编教材、论著70余部；培养本科学生6000余人，培养博士研究生5名，硕士研究生100余名，师承带徒20余名，指导本科学生完成课题近40项，参与研究的本科学生近100人。如今，毕业生已遍布全国各地，大多数都成为所在单位的中坚力量，逐步将吕立江的学术思想和临床经验造福给更多人，为推拿学科的发展壮大储备了人才。

浙江推拿学科不断开拓创新，使浙江成为全国乃至世界的推拿医学翘楚，这些成果的获得，离不开学科每个人的辛勤付出和不懈努力。

在学科建设上，无论在学术地位，还是学术论文、专利发明、人才培养上，吕立江都以自己的实际行动，很好地诠释了一名医者、科学工作者和教育工作者的责任和担当，将浙派推拿打造成一块引领浙江、令人心服口服的"金字招牌"！

第三节

国家指南　示范全国

一、临床规范订指南

中医手法源远流长，流派纷呈，百家争鸣，迄今还没有一个全国统一的规范标准，在一定程度上制约、阻碍了学科的进一步发展。

吕立江早就意识到了这一点，并着手制订脊柱相关病症中医诊疗的临床规范及国家标准。

胸椎错缝症，是中医临床常见病、多发病，极易被漏诊误诊。虽然中医治疗胸椎错缝症历史悠久，历代医家积累总结了大量宝贵的临床经验，但有关胸椎错缝症的诊疗方法却是见仁见智，尚缺乏规范有效的标准指导，推广实施机制和手段均有待规范与提高。

基于此，吕立江主持了国家胸椎错缝症中医临床诊疗指南的制订工作，旨在规范胸椎错缝症的临床医疗行为，给临床医生推荐可以实际应用的胸椎错缝症诊断、鉴别诊断、中医辨证和治疗的方法。

该项目于 2014 年 12 月由国家中医药管理局立项，浙江中医药大学附属第三医院承担。按照《国家中医药管理局便函〔2015〕3 号"关于印发 2015 年中医临床诊疗指南和治未病标准制修订项目工作方案的通知"》要求，中华中医药学会组织成立了中医临床诊疗共识专家指导组。2015 年 2 月底，浙江中医药大学附属第三医院正式成立了胸椎错缝症（制订）项目专家工作组，由吕立江任组长。

吕立江项目专家工作组按照统一要求，基于循证医学证据收集和评价古今文献，收集相关研究成果、重点专科诊疗方案、重点学科建设成果等，按照共识相关内容进行统计分析总结，经历多轮问卷调查、论证、测试、专家咨询及专家论证会，最终形成了中医临床"胸椎错缝症"的诊疗指南。

二、国家指南值推广

"胸椎错缝症"从范围、定义、诊断、诊断分型、鉴别诊断、辨证、治疗、注意事项、疗效评定等方面，制定了相应的规范、标准，可谓意义重大。吕立江认为，各地、各单位都按照指南进行临床诊疗，可以少走许多弯路，也利于提升该专病整体诊疗水平。

通过对 200 例胸椎错缝症患者病例调查表的统计分析，按照《指南》要求进行诊疗，疗效满意，无不良事件发生，专家组皆给出了"值得推广"的评价！

吕立江认为，本次《指南》的制订，是浙派手法发展道路上的又一重要里程碑，对规范中医临床诊疗行为，提高"胸椎错缝症"的中医诊疗水平及推动中医诊疗标准化工作有着积极而深远的影响。

第四节

浙派手法 走向世界

一、浙派手法显优势

浙派手法历史悠久，早在宋朝时期，浙江地区已出现了专业的按摩医者，并出现了现存最早、最完整的按摩专论《圣济总录》按摩篇，为浙派中医推拿学派的形成奠定了基础。浙派推拿融合了各派所长，又结合本地区地域、文化、历史、人文等特点，形成了浙派推拿发展独有的特色。

浙派手法以中医基础理论为指导，同时结合西医学中的解剖学、影像学、血流动力学、神经生物学、生物力学等相关理论与方法，依托国家高水平中医药重点学科、国家重点临床专科，以及浙江中医药大学推拿脊柱病研究所等平台，深入开展浙派推拿的基础实验与临床研究，取得较多成果，创立了很多新理论、新技术。

吕立江所倡导的"筋骨同治论"、"肾督气脉论"等是对浙派手法理论的发展、创新，影响深远。他所创立的"仰卧牵枕微调法治疗颈椎病技术"、"胸椎定点扳法治疗胸椎错缝技术"、"五步复位法治疗腰椎间盘突出症技术"、"杠杆定位手法矫正青少年脊柱侧弯技术"、"仰卧旋转扳法治疗骨盆旋移症技术"等诸多临床适宜技术，应用广泛，疗效确切，并基于这些新技术，形成了独具特色和优势的"浙派手法"，促进了浙江省乃至全国推拿学科的发展，尤其是"杠杆定位手法技术"被国家选为"一带一路"中医药国际适宜技术推广项目，使"浙派手法"走向世界。

二、一带一路走世界

习近平总书记高度重视中医药的发展，提出"健康丝绸之路"的倡议，提出要"深入发掘中医药宝库中的精华，充分发挥中医药的独特优势，推进中医药现代化，推动中医药走向世界，切实把中医药这一祖先留给我们的宝贵财富继承好、发展好、利用好，在建设健康中国、实现中国梦的伟大征程中谱写新的篇章"。

作为"浙派手法"代表人物的吕立江，积极响应国家"一带一路"发展战略，通过中医药文化国际传播的途径，积极向海外推广适宜技术。他多次赴日本、美国、德国、英国、印度尼西亚、澳大利亚、新西兰、泰国、菲律宾等国交流讲学，把浙派手法带向了世界，让更多的国际友人感受中医魅力，受益中医手法。

2012 年 6 月受美国芝加哥大学医学院中西医诊疗中心邀请，吕立江参加在芝加哥举行的第 9 届世界中医药学会联合会国际学术会议，并参观访问了芝加哥大学，在芝加哥大学医学院中西医诊疗中心进行讲学交流，研讨中医诊疗技术的应用与发展（图 5–13）。

2013 年 7 月，英国伦敦中医药论坛在英国皇家医学院举行，吕立江受邀作学术报告。该论坛为中欧各国专家学者交流临床经验、拓宽学术视野，为中医药适宜技术的进一步推广、发展提供了一个独特的国际交流平台（图 5–14）。

2016 年 6 月，中国外交部邀请吕立江去印度尼西亚访问，参加当地的中医系列交流活动，并开展杠杆定位手法技术讲座，以促进中医技术传播交流，提升中医文化的影响力（图 5–15）。其间，开展了为期 5 天的义诊活动。在印度尼西亚的华侨较多，对中医技术的接受度也高。由于印度尼西亚用手法治疗脊柱相关疾病并不普及，因此，当听闻中国的中医专家过来义诊，从官员到普通百姓，纷纷前来求诊，反响强烈。

在印度尼西亚巴厘省登巴萨市举行的中医文化交流和义诊活动上，吕立江亲自向现场观众展示并讲解杠杆定位手法的治疗原理。当地一位学校校长，体验了

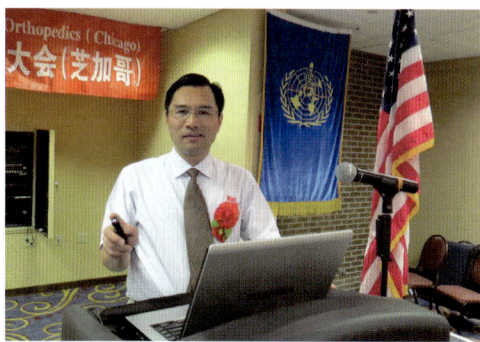

● 图 5-13　美国芝加哥大学讲学

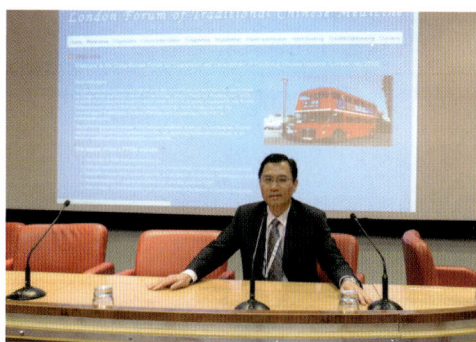

● 图 5-14　英国皇家医学院讲学

吕立江手法治疗后，当场感觉效果明显，在吕立江回到中国后，他甚至坐飞机追随到杭州，接受了两个星期的治疗，疾病得以痊愈。

2019 年 7 月，吕立江再次接到澳大利亚、新西兰的邀请，前往两国参加学术交流活动。活动中，吕立江的学术报告获得澳大利亚悉尼科技大学、新西兰中医学院师生与社会听众的一致肯定，每当讲座结束，提问环节的时长总是被不断延长（图 5-16）。

各国中医爱好者对中医药传统文化均表现出浓厚兴趣，他们抢着体验吕立江的"杠杆定位手法"，只听"咔"的一声，效果立竿见影。"真的太舒服了，刚才医生按了几

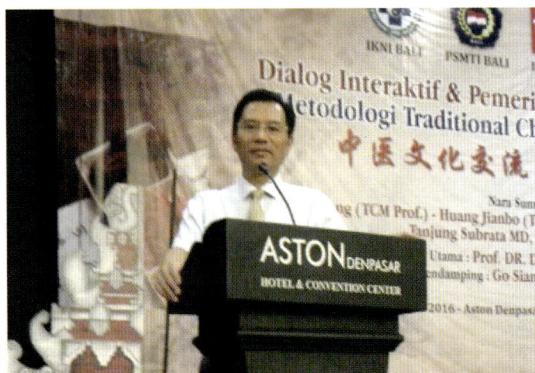

● 图 5-15　印度尼西亚讲学

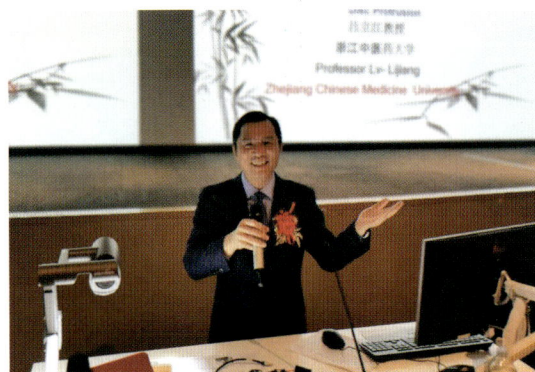

● 图 5-16　澳大利亚讲学

个穴位，有点疼，但是很快就感觉到前所未有的轻松。""太棒了！你的技术让我非常舒服。""中医太神奇了，非常感谢您。"体验手法后大家都赞不绝口，纷纷感叹不虚此行。

这一年，吕立江荣获"一带一路"中医药国际传播杰出贡献奖。

吕立江还先后前往日本、美国、英国、德国、澳大利亚、新西兰、泰国、菲律宾等国家开展学术交流，把以杠杆定位手法为代表的"浙派手法"推向世界，促进了中医适宜技术的全球化应用。"打铁还需自身硬"，吕立江认为，先做强自己，做好内功的修炼，我们自己治疗的效果好，往外输送先进的技术是给国人长脸，给国家争光，这是中医药的骄傲，也是中华儿女的荣耀。

作为中医药文化的传播使者，吕立江不仅积极走出去，还敞开大门欢迎世界各地中医爱好者前来他的名中医工作室学习交流。

2019 年 8 月，罗马尼亚医学代表团来访杭州，跟随吕立江一起感受中医魅

力，学习中医知识。临床观摩后，罗马尼亚医生给吕立江戴上了罗马尼亚胸章，以表达对中医手法疗效的肯定与赞赏。

疫情3年，吕立江也未停下对外传播的步伐。2020年，由浙江中华文化学院中华文化网络学院主办，浙江中华文化海外传播促进会协办的"空中大课堂"，吕立江在云端与海外侨胞及爱好中国文化的外国人士分享了中医在抗击疫情中的优势。课堂以"图文＋视频＋专家讲解"的形式，无差别覆盖海外华裔群体，向疫情期间的海外新生代华侨华人和他们的家人、热爱中华文化的外籍友人介绍中医药防疫保健知识，传播中医药文化。整个讲座的内容虽然紧扣专业，但由于贴近生活，易学易懂，很受年轻侨胞的欢迎。来自西班牙、意大利、法国、英国、德国、俄罗斯、克罗地亚和美国等76个国家的31000多户华侨华人家庭的成员聆听了讲座。

2021年，应日本东洋医疗专门学校邀请，吕立江以线上授课的方式做了关于"中国针灸技法与推拿手法"的系列讲座，主讲中国式推拿和基本手法。日本东洋医疗专门学校的120余名师生参加课程学习。此次课程，理论讲解与实际操作相结合，让日本师生较好地了解了中国的针灸推拿特色，学到了推拿基本的手法，获得了一致好评。

2022年，浙江中医药大学海外教育大会暨中医药与全球健康学术研讨会上，专家学者们围绕"中医药在新型冠状病毒感染肺炎防治中的应用和研究"和"中医药教育在海外的发展与前景"两大主题做了精彩纷呈的演讲，其中吕立江就中医导引术在新型冠状病毒感染肺炎防治中的应用和研究做了主旨演讲。此次论坛共吸引线上线下观众近千名。

2022年7月，由浙江中华文化学院、浙江省直机关工委主办，浙江中华文化海外传播促进会协办的2022年"海外蒲公英使者"的集训班在临平中华文化学院开课。在"中医基本知识"课上，吕立江系统讲解了中医药与抗疫知识，并带领学员们现场体验了针灸和推拿手法，深受青年学员的欢迎。此举增强赴海外留学的青年学生对中医知识的认识，增进他们对中医文化的热爱，切实提高他们的爱国情怀和跨文化背景下"讲好中国故事"的能力，从而更好地面向国外大学的师生和社会民众讲好中国故事、传播中国声音、诠释中国理念、弘扬中医文化，成为文明交流互鉴的文化使者。

九三榜样 服务社会

一、九三学社成榜样

　　九三学社是以科学技术界高、中级知识分子为主的具有政治联盟特点的民主党派。吕立江 1995 年 5 月 1 日加入九三学社，1997 年 10 月当选为九三学社浙江中医学院支社委员会第三届组织兼宣传委员，2006 年 10 月当选为九三学社浙江中医药大学第五届，后连任第六届支社委员会主任委员，2013 年 1 月当选为九三学社浙江省委员会第七届省委委员，后连任第八届省委委员，2013 年 12 月当选为九三学社浙江中医药大学第一届委员会主任委员，后连任第二届委员会主任委员。他认真履职，在参政议政、组织建设、社会服务、民主监督等方面做出了出色的成绩。九三学社浙江中医药大学委员会及吕立江个人多次获得九三学社中央及省委表彰。吕立江在 2008 ～ 2009 年度被评为九三学社浙江省社会服务先进个人，2010 年被评为九三学社中央优秀社员，2010 年被评为九三学社浙江省参政议政工作先进个人，2014 年被评为九三学社中央先进组工干部，2015 年被评为九三学社浙江省"九三榜样"，2018 年被评为九三学社浙江省社会服务先进个人。

　　吕立江始终把参政议政作为一项重要工作来抓，不断增强社员履职能力，努力把九三学社浙江中医药大学委员会建设为一个思想上坚定、履职上坚实、组织上坚强的参政党，并以学校的中心工作和学校整体发展为第一要务，结合社会的热点问题进行调查研究，积极建言献策，积极探索多形式、多层次发挥九三学社社员的参政议政作用。多年来，共提交提案与建议 50 余条，如"关于在农村卫生服务中充分发挥中医药作用的建议"作为浙江省两会发言提案，并由浙江省政协界别组作为一项重要工作，在舟山进行调研落实。又如在九三学社中央科学座谈会中，吕立江谈到：屠呦呦获得诺奖后，中医药工作者乃至国人为之振奋，中医药迎来了新的发展机遇。然而，如何抓住中医药新的发展机遇？中医药发展面临哪些难题？中医药继承与发展还有什么障碍？对此他进行了全面的思考与分析，并形成专题报告，提交相关上级部门。

吕立江一直认为，九三学社工作应以思想建设为核心，组织建设为基础，制度建设为保证，要把组织生活作为组织建设的一件重要内容。通过组织生活，通过思想学习，讨论问题，提高认识，形成观点，提出方法，落实措施，有序有效地开展各项组织工作。在吕立江的带领下，九三学社浙江中医药大学委员会分别与九三学社上虞基层委员会、九三学社德清基层委员会、九三学社新昌基层委员会推进结对共建，通过建立长期的合作平台，促进组织建设的提升。

吕立江带领九三学社浙江中医药大学委员会的专家，充分发挥自己的中医药专业优势，积极开展各种形式的义诊与健康养生讲座等活动。如2010年，应中共浙江省委统战部邀请，吕立江参加了大健康公益讲座"同舟·名医大讲堂"，以主题为"呵护颈椎的健康"专题报告中，吕立江讲述了颈椎病的早期预防、自我诊断及养生保健方法，有150多人在现场听讲座，在线听直播的人数达5万多人。

吕立江虽然业务繁忙，但每遇九三学社活动，都会亲自奔赴活动现场，出现在社会服务的前线，积极参加各种义诊活动。九三学社浙江中医药大学委员会还与德清基层委员会、上虞基层委员会，以及乐清、象山、新昌、温岭等基层组织联合开展大型专家义诊活动，开展各种养生健康与专题知识讲座200余场。他也因此多次被评为浙江省社会服务工作先进个人。

功在当代，利在千秋。吕立江恪守九三学社浙江省委委员及浙江中医药大学委员会主任委员的职责，坚守初心，仁心济世，树立榜样，服务社会，用实际行动诠释了一位"九三人"的爱国情怀。

二、大医精诚益社会

吕立江常说："只有将所学的医术回报给社会，回报给最需要医学知识的群体，才是自身价值的最好体现。"

所谓"大医精诚"，"精"，即有精湛的医术，博极医源，精勤不倦；"诚"，即有高尚的品德修养，有"见彼苦恼，若己有之"的怜悯之心。

吕立江说："只有凝聚集体的智慧和力量，才能更好发挥自身的价值。"他带头开展社会服务工作，积极投身于公益讲座、大型义诊等活动中，将个人价值寓于集体的价值追求和理想愿景中。

2019 年 4 月，吕立江带领浙江中医药大学的中医专家赴德清新市中心公园开展"同心·三服务"大型义诊活动。义诊现场，人来人往，热闹非凡，因现场场地有限且相关辅助检查手段欠缺，吕立江便针对性地选择了以中药方剂为主，以针刺、耳穴压豆、艾灸为辅的诊疗方案，现场免费为每一位患者开具处方，并详细嘱咐患者煎服方式，受到一致好评。

吕立江不仅在提高中医手法的基层普及率方面做出努力，还积极为创新手法惠及百姓而动脑筋、想办法。近些年来，受沉溺于电子产品、运动时间少、长期坐立行卧姿势不正确等因素影响，儿童青少年姿态不良、机能失衡、脊柱弯曲异常等问题逐渐暴露，从而影响身心健康和生长发育，严重者还可能影响心肺功能，带来终身病痛。2020 年，根据中华预防医学会脊柱疾病预防与控制委员会前期调研数据，结合国内专家共识，目前我国中小学生发生脊柱侧弯人数已超过 500 万，并且以每年 30 万左右的速度递增。脊柱侧弯已成为继肥胖症、近视之后我国儿童青少年健康的第三大"杀手"，防控形势严峻。上工治未病，未病先防，筛查及科普工作十分重要，但面对已经确诊的脊柱侧弯病例，应尽早积极地去干预，如果错过了保守治疗的最佳时期，只能被迫采用手术治疗方案，不仅费用高，而且创伤性也大。吕立江研创的杠杆定位手法治疗脊柱侧弯技术，经过多年的临床验证与多项国家级基础与临床课题的研究，取得多项成果与发明专利，临床疗效显著。通过政府部门的多次论证与现场答辩，浙江省医保办公布脊柱侧弯中医矫正术获批进入浙江医保目录，收费 300 元／次，已于 2021 年 7 月 1 日开始执行。

吕立江根据调研得知，教师因受到工作性质和习惯的影响，加之缺乏对脊柱病的认识和预防知识，而成为颈、腰椎病的高发群体，其发病率是其他职业发病率的 4 ～ 6 倍。据某项体检结果表明，教师的颈、腰椎疾患达到 31.4%，40 岁以上教师颈椎增生发病率高达 54.5%。为此，吕立江举办了中小学教师中医养生保健实用知识讲座，提出"防优于治"原则，预防颈、腰椎疾病最佳的方法是调整工作中的姿势与时间长度，坐姿上应尽可能保持自然的端坐位，适度的运动与充分的休息，并传授颈腰椎的预防保健方法，深受欢迎。

吕立江还非常关注老年人的健康。随着社会人口老龄化进程的加快，慢性筋骨病已成为当前主要的公共健康问题，大多数慢性筋骨病皆因未予重视，疏于诊治，迁延日久所致，给个人、家庭和社会造成沉重的经济负担。吕立江通过长期的临床观察发现，胸椎错缝是老年人的临床常见病和多发病，容易迁延致慢性筋骨病。老年人在外伤、劳损、退行性病变及长期处于某种不良体位等因素作用下，很易造成胸椎失稳，引起胸椎后关节错位，导致神经、血管等软组织功能受到伤害而出现局部疼痛剧烈，牵掣肩背作痛，俯仰转侧困难，常固定于某一体位，不能随意转动，并时有胸闷不舒、呼吸不畅、入夜翻身困难，重者可有心烦不安、食欲减退，且容易误诊。吕立江心系老年人健康，依据胸椎解剖结构、生物力学特点、胸椎运动功能等理论，积累多年临床经验，总结出扳肩旋胸法。该手法以传统的整复方法为基础，结合现代解剖学特点，依据老年人的生理特性，具有定位准确、用力轻巧、操作简单、安全有效等优点。经过长期的临床验证，该手法是治疗老年性背痛的有效方法。此举正响应了国家以老年人健康需求为导向，优化供给侧改革，推动老年健康服务高质量发展的战略规划。

此外，吕立江还热衷公益事业，多年坚持助学助教。他积极参加九三学社浙江省委号召的浙江丽水"老竹民族中学"的助教助学工作，扶贫助教，捐赠结对丽水莲都区老竹镇民族中学多名贫困生，并叮嘱受到捐助的学生要自立，胸存鸿鹄志，常怀感恩之心，珍惜获助机会，以优异的成绩去回报社会和家乡。爱心改变命运，如今，吕立江资助的学生已顺利从中学毕业，成功踏入大学的校门。

说到吕立江高尚的医德，不得不提起他与庆元一名患者的故事。

患者姓吴，50岁不到。第一次来吕立江门诊时，人像一只虾儿，腰完全直不起来，整个人伏在他妻子身上，痛苦万分地步入吕立江工作室。

吕立江把老吴扶到椅子上。原来这夫妻俩是从丽水庆元山里来杭州看病，当时还没有高铁和动车，倒了几次车，颠簸了15个小时才到医院。"我们家里是种香菇的，每天在山上爬上爬下，时间长了，他的腰就不行了。"老吴妻子说，"来之前，他已经发病1个月了，睡觉都没法躺下，只能趴在床边睡。"

吕立江仔细地做了检查。"这是得了很严重的腰椎间盘突出症，突出的椎间盘压迫了腰椎的右侧神经根，导致腰椎动弹不得，所以右下肢会疼痛麻木。"

"治这个病要多少钱？"相比较自己的病情，老吴最关心的还是治疗费用。得知可能需要 2000 元，老吴想也没有想，直接摆手："不治了！"老吴半折着腰就要起身往外走，他的妻子忍不住掉下眼泪，慌忙拉他回来："来一趟不容易啊！"

原来这家人都是大山里土生土长的农民，全家以种香菇为生，勤勤恳恳劳作一年，收入仅 3000 元。家里有两个女儿，大女儿高考成绩在县里数一数二，想报北京的大学，但为了不让家里多出路费，添负担，最终就近上了浙江大学；小女儿还在读中学，学习成绩在学校也是佼佼者。

眼前两位朴实的农民，竟培养了这么优秀的两个孩子。"治病要紧，医药费我给你出，不要太担心。"吕立江说。

老吴一听，忍不住也开始抹眼泪，以前只听说患者给医生塞红包的，哪有医生为患者出医药费的。老吴坚持要自己解决药费 500 元。

随后，老吴接受了吕立江的五步复位法治疗。一周后，老吴痊愈出院，而且能直着腰走路了。

过了 4 年，老吴大女儿大学毕业，老吴和他妻子特地领着女儿来到吕立江的门诊。一进门，夫妻俩竟不知如何开口，直接跪到地上："吕主任，要不是你，我这孩子书都没法读完……"原来大女儿小莉，浙大毕业后考取了美国名校研究生，还拿到了奖学金。

吕立江急忙搀扶他们起来。小莉很懂事地说："爸爸妈妈，你们不要担心，我去美国有奖学金，每个月可以寄 100 美金回来供妹妹读书。"

吕立江感慨万分。好在老吴的孩子都有出息，让家里情况好转不少。

又过了几个月，老吴忽然接到一个电话。"老吴，最近腰怎么样？"在庆元县山中弯腰砍树的老吴没有想到还会接到吕主任的电话。他摸一摸自己的腰椎，没有不舒服的地方。"吕主任，是你啊！我蛮好的，家里也一切都好。"老吴说，"现在家里除了种香菇，还种了几亩粮食，现在一年的收入能有 1 万元啦！"

"大女儿在美国是不是读完硕士念博士了？"吕立江问。

"哎呀，我也搞不清。"老吴憨笑。他很意外，这么一位整日忙碌又德高望重的主任医生还想着他这个普通患者，真是感激不尽。

这样的故事举不胜举。

"大医精诚"四个字，在吕立江心里字字千钧，他一生都在践行。

第六章

为人师表

三尺讲台 教学名师

一、三尺讲台写春秋

吕立江自 1989 年毕业留校任教，潜心师道 30 余载，将自己的青春和热血挥洒在讲台上，献给太阳底下最光辉、最美丽的教育事业。

吕立江勤于治学，为人谦虚进取，一根教鞭，两袖清风，三尺讲坛，四季忙碌；他师德高尚，默默耕耘，无私奉献，成为教学、临床、科研的带头人；他静心教学，潜心育人，笃学不倦，寓教于乐，勇于创新的教学风格，并以良好的师德师风影响着一代又一代的晚生后学。

吕立江重视课堂教学，认为课堂是教与学的主阵地。他为了让学生能够享受到优质的教育资源，站在巨人的肩膀上走得更远，积极推广"对分课堂"，将课堂时间一分为二，一半时间用于教师讲授，另一半时间用于学生讨论，并将学生分成小组，每个小组有自己的学习任务和角色分工，通过合作学习和互助学习来达到更好的学习效果，改变在课堂上教师一人唱独角戏、学生被动接受教学的模式，以启发式的教学取代灌输式的教学，"教"和"学"之间相互联系、相互促进，形成有序发展的整体性活动。吕立江在课堂上非常关注学生的学习状态，经常用"互动式教学"调节师生关系，形成和谐的师生互动、生生互动，强化人与课堂环境的影响，产生课堂教学共振，以提高教学效果。他更喜欢把案例教学应用到临床治疗学的课程中，将医学理论与临床案例相结合，使枯燥的医学理论变得生动有趣。培养医学生思考问题、解决问题的能力，是

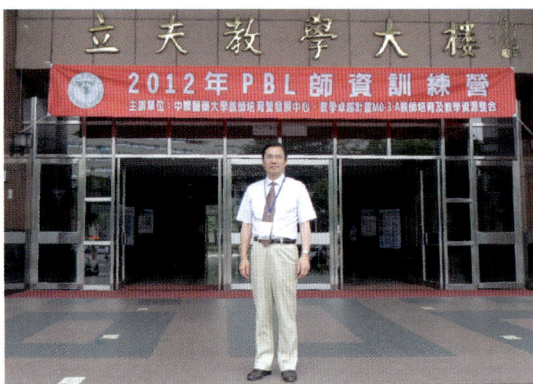

● 图6-1　吕立江在台湾讲学

提升医学生处置临床问题的关键。为此，吕立江于2012年赴台湾医药大学（图6-1）、台湾中山医学大学进行PBL（Problem based learning）师资访学交流。PBL教学模式是以学生为主体的教学方法，旨在培养学生的创意思维、创新能力、自主学习能力，以及批判思维的能力，是一种通过让学生展开一段时期的调研、探究，致力于用创新的方法或方案解决一个复杂的问题，从而习得新知识和获取新技能的教学方法。吕立江通过PBL教学，使学生的创新能力得到大幅度提高。

　　吕立江重视大学教学的创造性和自主性。他认为，作为中医学生不仅要继承前人的传统医学知识，还要在此基础上发扬、创造，焕发传统的新活力；大学教学的每个阶段和环节都要有目的地训练和培养学生独立学习能力，把握学习的主动权，发挥学习的自主性。课堂上，他积极鼓励学生开放思维，每节课会给学生提供上台讲课锻炼的机会，学生主动查阅文献、汲取新知识，不仅提高了学生们课堂的参与度，使知识记忆更加牢固，还增加了课堂的趣味性，使沉闷的医学课堂更加活跃。吕立江授课还有一个鲜明特点，即抛问题式，也是启发学生开动脑筋思考问题，这种带着问题听讲的印象会更加深刻。

　　除了带领学科发展之外，吕立江更重视最基础的教学工作。他不仅承担着本科生、硕士生、博士生等不同层次的教学任务，还担任部分留学生班、西学中班的任课教师，主讲《推拿学》《推拿治疗学》《推拿功法学》《中医养生保健学》《推拿现代研究进展》《针灸推拿临床诊疗基础》等推拿专业核心课程。2015年9月，浙江省第四届师德先进个人表彰大会上这样评价他："讲台上，书桌边，寒

来暑往，撒满心血点点；润花蕾，育桃李，春华秋实，拳拳赤诚一片。"

吕立江除了认真上好每一堂课外，还深入开展教学研究，善于对教学存在的问题积极思考，推动教学改革与创新。他主持的研究生优质课程项目"推拿临床研究进展"、博士研究生优质课程项目"推拿现代研究进展"、全国中医药行业高等教育"十三五"规划教材《推拿功法学》数字化教学改革项目、浙江省虚拟仿真实验教学项目"推拿手法及生物力学效应机制虚拟仿真实验"，其研究成果以第一作者发表了"新型冠状病毒肺炎疫情下的网络教学应用探讨""PBL 教学法在针灸推拿临床教学中的应用""浅谈推拿学网络教学优势与实践""推拿手法学'三位一体'实践教学探索""案例教学法在中医推拿临床课程教学中的应用"等教学改革论文，在教改项目上取得累累硕果。

针灸推拿专业是一门综合性强、重实践积累的学科，吕立江作为针灸推拿专业的教师，在有限的教学课时中鼓励学生多动手，不仅要掌握本门课程的理论知识，还要具备较强的手法操作技能。在课堂上，他充分利用现有的示教标本、陈列标本、模型、挂图、录像资料等教具，加之清晰、准确地演示，精心地指导学生练习。在见习、实习时，则以小组为单位安排学生问诊实操。他认为，只有在实践过程中，学生才能发现问题，并寻求改变，不断提高。

吕立江还别出心裁，给新入门的研究生，甚至是轮转的规培生赠送自己亲笔签名的主编专著。"看着苍劲有力字体，不仅拉近了与老师的距离，也坚固了学习专业的信心"。

吕立江不仅在课堂上悉心授课，而且临床带教也细致入微。有一次，一位规培研究生在跟诊时，因拔火罐导致患者局部起了许多水泡，引起患者不满而发生争执，吕立江闻声立刻放下手头工作，将一味道歉的学生护在身后，示意让他来处理。他亲自向患者解释道："因人体体质不同，部分患者产生水泡是难免的。给您带来不适，向您道歉！"并亲自为患者做好水泡处理及消毒工作，嘱咐注意事项，安抚好患者情绪。转身又轻声地对犯错的学生说："也辛苦你了。"并指导学生等患者气消之后，再次表示歉意。

吕立江就像一位慈爱的大家长，从不在众人面前斥责学生。他把每个学生都当成自己的孩子呵护，但也绝不无原则的护短包庇。他在爱护学生的同时，并教给他们处理、解决问题的方法，而这样温暖有力的教导确实更加有效，培养出来的学生具有更强的抗压能力和更坚定的内心。他的每一位研究生毕业后，无不对导师独到的育人智慧所钦佩不已。"学习上老师是严父，生活上老师又成了慈父，'要按时吃饭，保证睡眠'，是吕老师最常挂在嘴边的关心，对比其他专业，我们专业更消耗体力，每次门诊临近结束，老师就会从办公室拿出各种零食、水果给我们补充体力。"

在学生眼里，吕立江既是科研的领航者，也是人生的引路人。

吕立江深刻认识到只有热爱学生、尊重学生，关心学生的健康成长，才能使教书育人达到事半功倍的效果。

二、教学卓越成名师

吕立江在教学岗位上三十余载，初心不改，默默耕耘，严谨治学，精勤奋进。

他学识渊博，教学业绩突出，在案例教学、互动式教学、PBL 教学、网络教学、线上线下混合式教学等方面的研究取得了优秀成果。他主持的"推拿学网络课程建设""基于名师、名医、名课线上线下融合创新的推拿特色人才培养探索与实践"荣获"浙江中医药大学教学成果奖"二等奖；"三位一体、传承创新、开放共享的针灸推拿人才培养模式构建与实践"荣获"浙江中医药大学教学成果奖"特等奖；"推拿学网络课件设计"荣获"全国中医药高等教育学会教育技术研究会优秀教学成果奖"二等奖；"推拿保健养生学"荣获"浙江省高等本科教育'互联网＋教学'优秀教学课程"特等奖。

他作风严谨，师德高尚，在第三十一个"全国教师节暨第四届浙江省师德先进表彰大会"上，荣获"浙江省师德先进个人"称号，并获浙江省中医住院医师规范化培训"优秀教学主任"称号，他注重住院医师的培养，以情育人，以行导人，2016 年他被评为全国住院医师心中好老师。

随着医学的不断发展，客观上要求许多医师岗位和岗位群的基本知识与基本技能也随之变化，高校教育体系也要不断进行调整与之相适应，这就对高校教材建设提出了新的要求。中医类的教材编写中必须引入新知识、新技术，以适应现代中医教育的需要。吕立江积极参与国家级中医教材的编写，主编了"十二五"、"十三五"、"十四五"全国中医药高等院校行业规化教材《推拿功法学》，同时主编了"十三五"、"十四五"全国中医药高等院校行业创新教材《中医养生保健学》《针灸推拿临床诊疗基础》等，并参编全国高等中医院校研究生教材等。

在学校的教学业绩考核中，吕立江连续 16 年被评为 A（教学业绩考核最高评级）。2021 年荣获浙江中医药大学"教学卓越奖"，此奖是浙江中医药大学教学的最高荣誉奖项，每两年评选 1 次，评选条件极高，本着求真务实、宁缺毋滥的原则，自设立以来一直空缺，吕立江成为首位且迄今唯一一位获奖者。

"十年树木，百年树人"，在三尺讲台上，吕立江静心教学，潜心育人，凭借着笃学不倦、寓教于乐、勇于创新的教学风格，以及卓越的教学成果，终成一代名师。

第二节

国家精品 十万金课

一、互联网+助教学

信息时代的到来，意味着学校教师的教学方法与学生的学习方式都将发生根本性的变化，随着科学技术发展和信息网络逐渐普及深入，网络教育也应运而生。一方面，为了适应现代信息社会知识不断创新、学生对现代中医教育的新需求；另一方面，学生也不再满足于传统的上课模式，对教学的灵活性、便捷性提出了更高的要求，希望学校能够提供更多与自身需求相适应的新型教学方式。吕立江关注网络教学多年，他利用学校网络开展了推拿学网络课程建设，其基本内容设计包括了课程介绍、教师简介、学习方法、适用教材、教学大纲、教学进度、授课教案、作业习题、实验指导、考核办法、模拟考试、疑问讨论，以及授课实况等；具体格式包括课本素材、图形和图像素材、音频素材、视频素材、动画素材、模拟试卷、教学课件、教学案例、常见问题解答等，用大量的图片、DVD来帮助对抽象操作的理解；素材方面则分为图片文件、文本文件和其他格式文件。为便于管理，按照图片文件、文本文件、其他格式文件三大类建立光盘内各建设细目的目录结构。

在"互联网+"改变教学模式的背景下，2017年春季，浙江中医药大学首次在智慧树网络平台开放了《推拿保健与养生》的线上公开课，吕立江为课程总策划及总负责人。

之所以选择《推拿保健与养生》作为首门线上公开课，是因为推拿与人们的生活紧密相连，充分体现了"未病先防，既病防变，愈后防复"的理念，而且操作简单，便于实践，是中医养生学课程体系中最具有"简、便、验、廉"特色的保健与养生方法，同时也是最贴近高校大学生及中医爱好者学习的课程之一。

吕立江从走进推拿、教你点穴、教你练功、教你学手法、教你推拿保健等五个方面进行课程设计，动感强，实用性好，科普知识广。教学内容丰富，包括教学大纲、课程介绍、课程负责人介绍、授课视频、操作视频、教学课件、课程公告、测验和作业、考试题等，通过课程平台为学习者提供课程阶段性的网上自动弹出练习题（简称"弹题"）、作业、答疑与讨论，及时进行在线的指导与测试，促进了师生之间的及时交流与课程资源共享。

课程教学利用了智慧树慕课平台，吕立江对课程的片头、教学背景、教学风格等都进行了精心设计，课程章节清晰合理，且配有教学所需的章节弹题、思考题、期末测试题，试题自动组合、自动测试，使学习者高效学习、学有所得，亦能对课程掌握的程度进行自我评价。

2017年，吕立江根据国家精品课程设计的要求，即能够根据课程定位、特点和学生层次，制定合适、明确教学目标，体现全面性（知识、技能、情感态度价值观三维教学目标有机整合）、具体性（知识和技能目标要求明确、量化，情感态度价值观目标落实在知识和技能的培养过程中）、适宜性（以本学科专业课程标准为指导，难易适当，符合学生认知规律，考虑学生个体差异），对课程做了进一步完善。在教学方法上，根据知识点内容特点和教学目标，灵活采用合适的学习方法，多形式表现课程内容，将自主、合作、探究三种学习方式有机结合，适合学生主动发展，有利于学生创新意识和实践能力的培养。在教学组织上，注重探索以学生为中心的课程教学组织新模式，教学思路清晰，紧扣教学目标，设计相应的学习任务，教、学、做结合。在教学模式上，建立线上与线下、同步与异步、分散与集中、固定与移动相结合的泛在教学模式，适合在线学习和混合式教学，构建教与学新型关系，力争把课程建设成结构完整、内容丰富、形式多样的浙江省精品在线开放课程。

经过一年多的省级平台运行，吕立江负责的这门《推拿保健与养生》线上课程，因其学术水平高、课程质量好、应用效果强、受众广泛而一举荣获"国家精品在线开放课程""国家级一流本科课程"荣誉（图6-2，图6-3），以及浙江省高等本科教育"互联网＋教学"优秀教学课程特等奖。

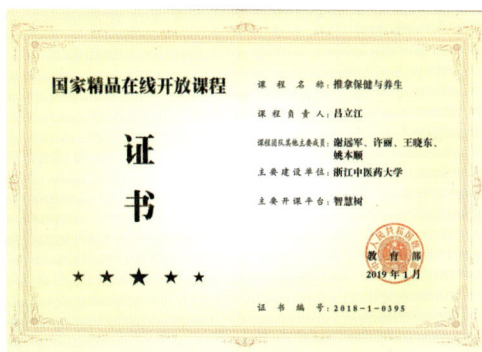

● 图6-2　国家精品课程证书

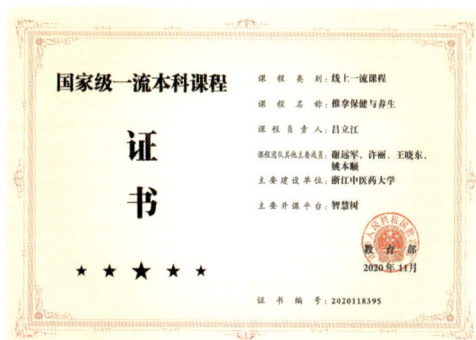

● 图6-3　国家级一流本科课程证书

二、十万金课受热捧

《推拿保健与养生》线上课程在智慧树慕课平台一经推出，就人气爆棚，得到全国高等院校师生的热捧，其中有中国音乐学院、南开大学、上海开放大学、华东师范大学、重庆师范大学、河北工业大学、河北中医药大学、山西医科大学、吉林体育学院、黑龙江财经学院、南京中医药大学等323所高校选课，选课学生达到近15万人次。

据智慧树平台反馈，这门课程，无论是选课人数还是使用学校数均名列前茅，自全国招生17个学期以来，招生学生数达10万以上，成为了名副

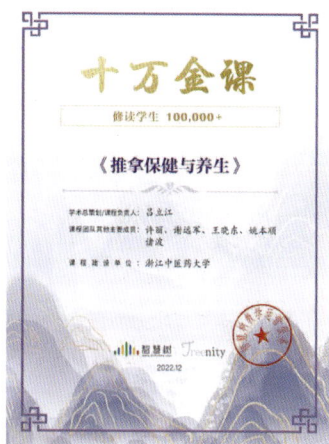

● 图6-4　十万金课证书

其实的十万金课（图6-4）。选课学生院校几乎遍布全国各个省份，受到广泛赞誉，至2024年底学生互动达到89.96万次，课程浏览累计达到27.15万次，学生学习满意度高达95.4%。

这门课程不仅是线上受到热捧的网络十万金课，还被杭州市干部老年大学、杭州市退休职工老年大学、杭州市上城区老年大学、杭州市下城区干部老年大学选为线下课程，受到老年朋友的热烈欢迎，至今开设32年，学员达6000余人。学员学以致用，对老年常见病及多发病进行自我保健，收到明显成效，满意度到99%。

"三尺讲台，诲人不倦"，无论是线下讲台，还是线上讲台，吕立江都用实际行动践行了这句话。他德艺双馨，用勤勉不辍、锐意创新的品格凝铸成普天下最美的教育篇章，在平凡的岗位上演绎了不平凡的精彩。

第三节

桃李天下 满园芬芳

一、博士研究生述写

1. 30年医学之路（2021级杜红根博士）

清晰记得1993年的秋天，我懵懂地考入了浙江中医学院（现浙江中医药大学）针灸推拿学专业，这个曾被我们中学校长并不看好的专业。在杭州环城东路的中医门诊部，第一次见到吕立江老师用五步复位法治疗一位男性腰突症患者，效果很好。"不吃药也能治病？！"感觉有点神奇。自此，我在吕老师的引领下，努力学习了中医手法与功法，为日后的推拿事业打下了坚实基础。

大学的5年时光转瞬即逝，我有幸被分配到浙江省中医院工作。随着诊治的患者增多，越发觉得自己所学的医学知识不够用。于是，我一边临床，一边不断地学习，读了中医学主要课程，以弥补在校期间中医理论学习的不足；读了《中医骨伤学》，以丰富各种疾病的诊疗方法。后来，我又考了硕士研究生，重点研习中枢神经学与中医手法的关系。可当我学习越深入，就越觉得知识的缺乏。正是在这种强烈的求知欲的推动下，我报考了吕老师的博士研究生。在吕老师的指导下，深入研究中医手法对脑效应的机制。通过3年的博士生学习，从生物力学到神经科学，从基础理论到实验技术，不断深入，揭示了更多中医手法作用的机制。

从懵懂到入门，从临床到科研，30多年的医学之路，我始终没有离开吕老师对我的引领，他让我爱上推拿，成为我一生为之努力的事业（图6-5）。

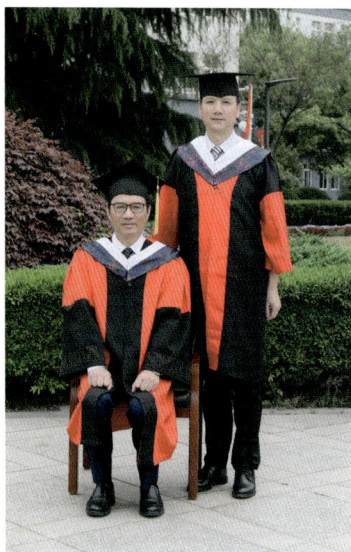

● 图6-5　吕老师与杜红根博士

2. 杠杆手法脑效应（2022级周星辰博士）

吕老师研创的"杠杆定位手法"，已应用于临床近20年，并从生物力学角度研究了该手法的作用机制。吕老师认为，患者接受杠杆定位手法治疗后对体表感觉的生动描述，必然是大脑对传入信号高度整合的结果。因此，以脑科学效应研究为切入点是剖析杠杆定位手法临床获效本质的关键靶向。

在我攻读博士学位期间，吕老师的精心培养和指导让我获益匪浅，印象深刻。在一次关于"按之快然"的"腧穴力敏－中枢敏化"研究中，我遇到了数据分析和理论模糊的瓶颈，陷入了困境。吕老师及时给我提出宝贵的建议，并帮助我重新设计实验流程，调整数据分析方法。最终，在吕老师的悉心指导下，我成功地突破了这一难关。目前围绕"杠杆定位手法脑效应"研究已经以第一作者发表了中科院二区"Brain Effect Mechanism of Lever Positioning Manipulation on LDH Analgesia Based on Multimodal MRI"等4篇SCI收录论文，并

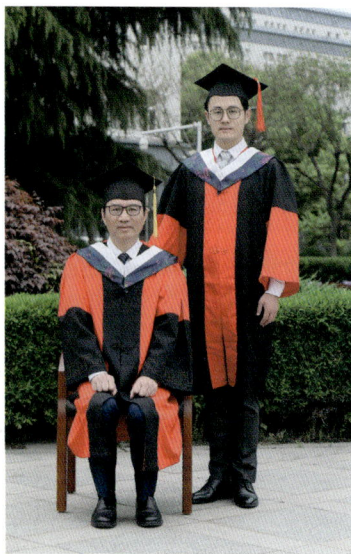

● 图6-6　吕老师与周星辰博士

且发表了"基于'按之快然'探讨'腧穴力敏－中枢敏化'的脑效应研究"等5篇中文论文。

吕老师以身作则，严谨治学，宽厚待人，不仅在学术上给了我巨大的帮助，也在个人成长和职业规划上提供了宝贵的指导。他的言传身教，让我在科研道路上坚定前行，树立了不断追求卓越的信念（图6-6）。

3. 佛手仁心创新论（2023级陈龙豪博士）

在我人生学习的关键上升阶段，我有幸遇到了吕老师，一位医术精湛的博士生导师。吕老师不仅是杰出的临床医生，更是富有创新精神和深厚学术造诣的卓越导师。他对脊柱病治疗的独到见解和丰富经验深深地影响了我。

在探索杠杆定位手法治疗腰椎间盘突出症的研究中，吕老师慷慨分享了他宝贵的经验和杠杆力学理论研究心得。他耐心倾听我的疑问，引导我逐步深入理解中医手法治疗脊柱病的核心机制。记得有一次，我在撰写课题申请书时遇到困惑，吕老师邀请我和同门师弟们到他的办公室，给我们深入讲解了杠杆定位手法的技术原理和科研方法。在他的指导下，我掌握了科研项目申请的技巧，学会了设定清晰的研究目标、构思扎实的研究内容、制订合理的研究计划。

吕老师在临床、教学和科研躬耕三十余载，潜心研究，创新手法，独创了五步复位法与杠杆定位手法，取得了显著效果。他立足于"肝亏筋弱，肾虚骨软，督脉空虚"

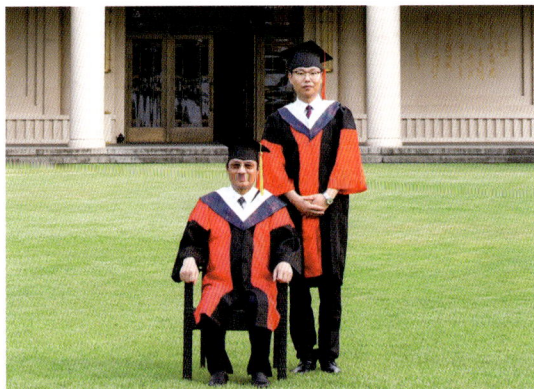

● 图6-7 吕老师与陈龙豪博士

的中医观点，提出了"肾督气脉论"的新理论，指导脊柱及相关疾病的诊治，屡见奇效。在科研方面更是硕果累累。

吕老师为我开启了医学研究的新篇章，是我学术生涯中不可或缺的引路人和榜样（图6-7）。

4. 严格包容好导师（2024级刘祯博士）

2020年我大学本科毕业后，非常幸运地成为吕老师的学术型硕士研究生。

犹记得当时我从江西来到杭州，吕老师与我促膝长谈，谆谆教导我搞学术研究必须要严谨吃苦，并期望培养我成为博士生。经过努力，我终于如愿成为吕老师2024级的博士生。

读硕士期间，学习并不一帆风顺，在实验室里，大鼠相关的实验经常遇到困难，一次次失败，一次次重来，吕老师从未责备过，反而时时鼓励我。

有一次，我不小心把一个实验仪器设备摔坏了，一向和蔼可亲的吕老师知道后，非常生气，对我发了火。这也是迄今我唯一一次见到吕老师生那么大的气。我能理解吕老师的心情，这不仅仅要浪费本就十分紧张的实验经费，更重要的是实验也不得不耽搁，搁谁都会生气，更何况吕老师做事一向认真严谨，一丝不苟，来不得半点马虎。每想到此，我都感到非常愧疚，因自己的疏忽大意而惹怒了导师。

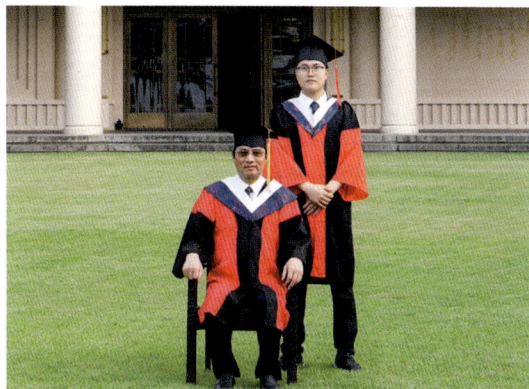

● 图 6-8　吕老师与刘祯博士

吕老师如父如师，对学生要求严格而包容，仍然给我继续深造的机会，攻读他的博士研究生，这般恩情铭记于心，短短几句难以言表，只望博士生涯能够不辜负老师对我的殷切期望（图6-8）！

二、硕士研究生述写

1. 首位硕士建力模（2009级陆森伟硕士）

2009年9月，我荣幸地成为吕立江老师的第一个硕士研究生。2010年吕老师成功获得了浙江省自然科学基金面上项目，他跟我讲，我们需要构建首个腰椎生物力学模型。

为此，在业余时间，我们多次深入探讨这个生物力学模型构造的雏形。吕老师一直强调，科学容不得丝毫的敷衍与疏漏，每一个步骤都需要精心策划与执行。从最初的构思到具体的设计、画图，反复修改，将不符合实验要求的部分去掉后重新设计，力求准确。为了确保模型的科学性和精确性，我们反复研讨、不断改进，对各种可能出现的问题进行细致的考量和应对，并且多次邀请浙江大学生物力学专业包教授及放射科林敏院长一起探讨模型的可行性与适用性。

腰椎活体试验包括生物力学测试、模型的制作，以及模型与力学结合，并且还要通过影像测试，环节多，程序复杂。为此，我们投入了大量的时间和精力，奔走于制作机械厂与生物力学检测中心，每一个环节都严格把关。正是因为吕老师如此执着地追求科学的严谨，才使得我们在构建生物力学模型的道路上稳步前行，成功完成这

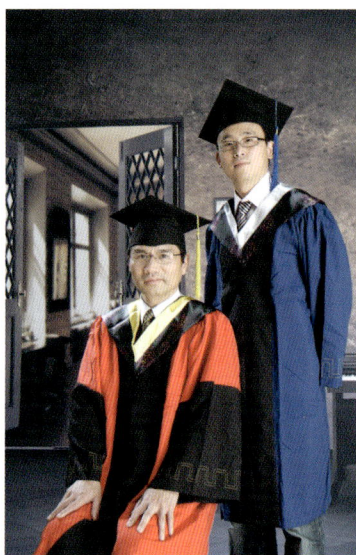
● 图6-9　吕老师与陆森伟硕士

个模型的建立，以及后续的试验，并获得了国家发明专利，为推动中医手法在腰椎生物力学相关领域的发展，迈出坚实的一步（图6-9）。

2. 有限元精准研究（2010级冯喆硕士）

杠杆定位手法治疗腰椎间盘突出症的有效性已经得到了临床的肯定，可其治疗机理尚不明确，也无法定性定量。2011年5月，吕老师开始着手建立有限元生物模型来探究杠杠定位手法的作用机制。2012年1月，在中南大学专家的协助下，终于完成了浙江省第一个年轻健康女性腰椎的有限元生物力学模型。实验过程中所获得的腰椎间盘各解剖结构生物力学数据为以后的杠杆定位手法的精准治疗打下了坚实的基础。此研究成果于2014年发表在《中华中医药学刊》与《中华物理医学与康复杂志》上，并获得多种奖项，这是对吕老师多年辛勤付出的最大奖励（图6-10）。

3. 肌电检测探机理（2011级初真秋硕士）

肌电图是通往神经和肌肉接头物理检查的通道，不同于磁共振等只是静态影像用于了解人体

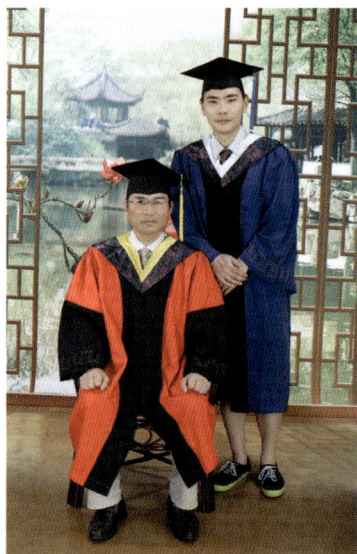
● 图6-10　吕老师与冯喆硕士

奥秘的检查，肌电图直接从动态了解活体神经肌肉问题。腰椎间盘突出症的患者往往会损伤脊神经，有的患者表现为运动功能障碍，有的患者表现为下肢麻木发冷。我是 2011 级专业性学位硕士研究生，跟随吕老师临床学习，对以上患者的差异提出了问题。吕老师表扬了我善于发现临床问题，顺着我的思路指导我可以用肌电图检测运动神经与感觉神经的功能情况，并让我进一步查阅文献研究，指导我研究生的开题论文"杠杆定位手法治疗腰椎间盘突出症的肌电生理机制研究"。通过努力，我的毕业论文得到了优秀，也探明了杠杆定位手法治疗腰椎间盘突出症患者的感觉神经与运动神经功能障碍的作用机理（图 6–11）。

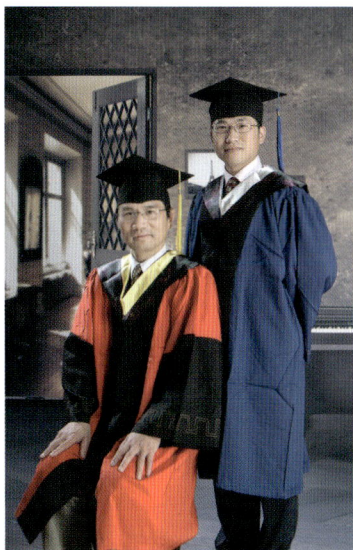

● 图 6–11　吕老师与初真秋硕士

4. 两条棉被暖身心（2012 级胡丰亚硕士）

不知不觉，硕士研究生毕业已经 9 年了。再回首，恍然如梦，很多生活琐事都已经模糊了，但吕立江老师对学生无微不至的关怀，却依然温暖着我的身心。

记得刚入学之后不久，天气就开始降温了。有一次吕老师讲课结束后，来到我们的宿舍进行走访，关心地询问我们的衣食住行："从外地来到杭州，吃住是否习惯？""杭州的冬天比较湿冷，要穿厚一点，盖暖一点。"并且挨个看了一下我们的棉被。没想到第二天老师突然给我打电话，让我下楼去拿东西。原来老师发现我的被子比较单薄，开车给我送来了两条棉被……

有了吕老师的关爱，杭州的冬天不再寒冷。3 年的硕士生涯，转瞬即逝。如今，我在自己的工作岗位上为患者进行治疗，也会去关心患者的衣食住行，这样既有利于融洽医患之间的关系，也有助于了解患者的病情，从而更好为患者进行诊断和治疗。

吕老师不仅是一名能治病的好医生，也是一位关心学生的好老师（图6–12）。

5. 功法导引八段锦（2012 级袁元辉硕士）

吕立江老师非常重视功法的传承，他主编了国家行业规划教材《推拿功法学》。他教导我说："作为一名推拿医生，练好功法非常重要。一方面通过调形、调气、调意，可以改善自身的身体素质；另一方面，在给患者治疗的过程中，推拿手法会更加柔和渗透，恰到好处，能更好地掌握巧力寸劲，从而提高疗效，达到骨正筋柔，阴阳平衡的目的。"

在 3 年研究生学习期间，我谨记恩师教诲，坚持练习太极与八段锦，对我毕业后的生活和工作都带来了帮助（图 6-12）。

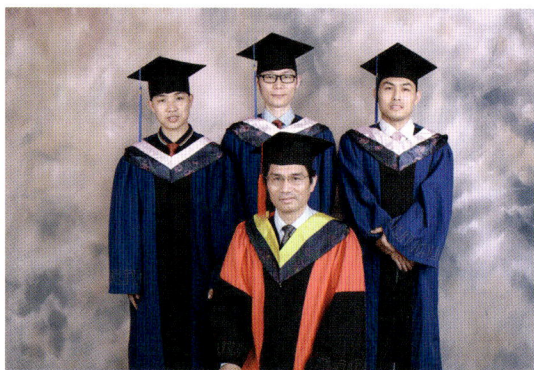

● 图 6-12　吕老师与赖庆钟（左）、胡丰亚（中）、袁元辉（右）硕士

6. 从药学考到针推（2012 级赖庆钟硕士）

学习中医学，是我内心深处所向往的道路。还记得在填报高考志愿时，我的大多数志愿都选择了医学类，唯独最后一项是药学类。最终，命运却将我引向了药学。就这样，我作为药学专业的新生来到了浙江中医药大学就读。

大一时，我的学习成绩名列前茅，跻身全年级的前 3%，有机会转专业。然而，由于种种原因，我放弃了这个机会，继续沿着药学的轨迹前行。我曾以为，这条路会一直走下去。

直到大三，仍有一个声音不时在我的耳边回荡："不能让自己留有遗憾，我应该去实现自己学医的理想，也许出了校园，就再也没有机会了。"

于是，我决定报考针灸推拿学的研究生。为了弥补临床学习时长的不足，我加入了第三临床医学院的针推社团。在这里，我努力学习推拿手法和针灸刺法，并积极参加社团举办的"推拿手法大赛"。幸运的是，我获得了"业余组"三等奖，那时我真的感到无比开心。

不懈努力加上运气，我顺利通过了研究生考试，进入了第三临床医学院，成为吕立江老师的硕士研究生。吕老师叮嘱我："你不容易呀！要好好学习，提高针灸推拿理论知识水平，这样才能应对临床的需要。"

吕老师的教诲和鼓励不仅激励了我，而且让我在这条道路上坚定了前行的信念。在此，我由衷地感谢吕老师，感谢他无私的教导和悉心的指导，感谢他在我迷茫时给予的信心和勇气（图 6-12）。

7. 手法功法两相宜（2013级陈羽峰硕士）

阳光初照，大地苏醒，新的一天缓缓开启。浙江中医药大学的操场上已经聚集了一批早起的同学，领头人是一位英姿飒爽的男子，走近一看原来是《推拿功法学》教材主编吕立江老师，他正在给同学们教授推拿功法。

所谓"功"，即功夫；所谓"法"，即练功夫的方法。推拿功法就是针灸推拿医师以自身及患者身体为对象，通过功法训练，扶正强体，平衡脏腑，调和身心，从而提高手法疗效的方法。它不仅能够帮助针灸推拿医生增强上下肢、腰腿部等身体的力量，提高手法技巧动作及推拿疗效；而且对患者来说，通过功法的训练，可以调和气血，疏通经络，使阴阳达到平衡状态，并能散瘀消积，促进新陈代谢。

吕立江老师集手法与功法之大成，将手法与功法相结合，独创松、拉、扳、整、复五步复位法，在诊治脊柱病方面具有独特疗效，已服务成千上万海内外患者，被尊称为"江南佛手"（图6-13）。

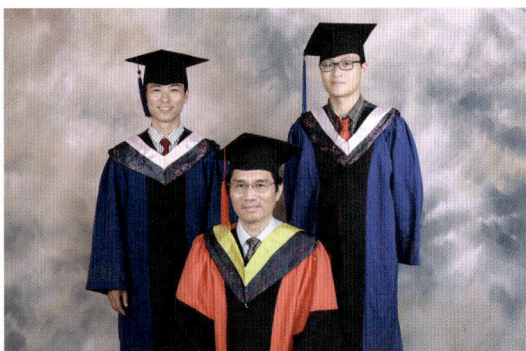

● 图6-13　吕老师与陈羽峰（左）硕士、左金红（右）硕士

8. 医教相长德艺馨（2013级左金红硕士）

吕立江老师不仅以其深厚的医学造诣和崇高的医德，赢得了"全国住院医师心中好老师"和"浙江省师德先进个人"的荣誉，更以其卓越的教学成就，培养了一批又一批的医学人才。

吕老师在医学教育领域的贡献，不仅体现在其主编和参编的50余部国家级规划教材与医学专著上，更体现在其发表的150余篇医学论文和20余项国家发明专利中。这些成果不仅丰富了医学教育的内容，更提高了医学教育的质量，为医学生提供了宝贵的学习资源。

吕老师的研究成果，特别是对腰椎间盘突出症的研究，为医学教育提供了新的教学案例和研究思路。尤其是他创立的五步复位法与杠杆定位手法，以及创新的脊柱平衡法与仰式牵抖手法，不仅为诊治脊柱疾病提供了新的技术手段，更为医学教育提供了实践操作的范例，也让成千患者摆脱病痛，远离疼痛折磨，重新挺起脊梁，恢复健康。

吕立江老师的教学成果卓越，临床经验丰富，正是医教相长、德艺双馨的体现（图 6–13）。

9.LV 形象引我行（2014 级韩杰硕士）

在杭州求学的日子里，我有一位令人敬仰的导师，他就是推拿学科的带头人——吕立江老师。吕老师严谨治学，技艺高超，他每次讲课都让我们受益匪浅，而让我印象深刻的是他那颗年轻的心和那种与学生打成一片的亲和力。

记得有一天，吕老师提着一个深蓝色的 PRADA 手提包来门诊。我灵机一动，开玩笑地说："吕老师，您这 PRADA 手提包真是时尚啊！但为什么不拎个 LV 包呢，您姓的拼音正好是 LV 呀？以后我们就喊您 LV 老师吧？！"师兄弟们哄堂大笑，吕老师也笑得合不拢嘴。从此，"LV 老师"这个称号就在师兄弟之间流传开来。

我还记得"LV 老师"有个"怪癖"，那就是不喜欢吃茄子。有一次，我们中午去食堂打饭，不小心给老师打了一份茄子炒肉。回到老师办公室，老师一看，眉头紧锁，苦着脸说："哎呀，韩杰啊，又给我打茄子了，我小时候吃茄子吃多了，现在看到茄子就头疼。"师兄弟们都被他逗乐了，纷纷表示以后一定注意。

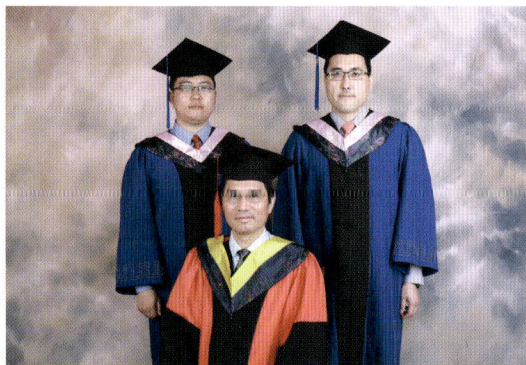

● 图 6–14　吕老师与韩杰（左）硕士、刘鹏辉（右）硕士

毕业后，我回到了家乡武汉，在湖北省中医院推拿科工作。虽然远离了杭州和"LV 老师"，但老师的教诲却时常浮现在我的脑海。每当我在临床中遇到难题，总会回想起老师严谨的科研态度及精湛的正骨技术。我时常想念在杭州的日子，想念与"LV 老师"一起度过的美好时光（图 6–14）。

吕师形象引我行，医术精湛品如金。

江南佛手解病痛，言传身教如父亲。

健康长寿福星照，师恩永远记在心。

10. 千病一例医德心（2015级谢云兴硕士）

在跟随吕老师三年的学习生涯中，我见证了吕老师对所有的患者做到了平等相待，一切都只为解决患者的痛苦，从未想过任何的回报。每每见到患者因经济困难而难以支付医药费时，吕老师总会想尽一切办法为患者减少费用，甚至自掏腰包帮助患者。吕老师高尚的医德赢得了患者信任和一致好评，患者的锦旗、表扬信等数不胜数。

作为一名医生，吕老师教导我们："应恪守医德，想患者之所想，急患者之所急，取信于患者的不是豪言壮语，而是医者医德医术的高低，只有一个医德高尚、医术精湛的人才是真正意义上的医生。"

吕老师的言传身教和立德树人是我从医之路的指明灯。虽然我已从医数年，依旧时时刻刻提醒自己，行医要以医德为重，不断弘扬医德医风（图6–15）。

11. 从沪到杭觅名师（2015级陈涯峰硕士）

从名师荟萃的顶级中医院校上海中医药大学到家乡浙江的扛鼎名校浙江中医药大学，是什么样的情愫促使我作出考回浙江的选择？是浙江中医药大学官网导师信息中针灸推拿学专业的导师——吕立江教授出类拔萃的成就吸引了我。幸运的是，我考取了吕老师的硕士生，见识了国内首屈一指的杠杆定位手法，看到了吕老师力能扛鼎又四两拨千斤的巧劲是如何一锤定音、立竿见影。吕老师竟然可以同时把临床和科研做到顶尖，让我赞叹不已！吕老师的坚持和付出是我最大的精神动力。吕老师是我心中最好的研究生导师，他对学生落到实处的关怀让我永远铭记。如果一开始有人说从上海中医药大学来到浙江中医药大学是资源降级、学校降级，我可能没法反驳，但浙江中医药大学有了吕老师这样的学科带头人，越来越向顶级中医院校靠拢。能够学习到吕老师的手法、毅力、勇气与坚持，这给了我临床工作最大的底气。研究生阶段寻到"名师"和"明师"，是我最大的幸运和幸福（图6–15）。

12. 恩师指引"九三情"（2015级严央丽硕士△ [1]）

吕立江教授就是我们大学本科的任课老师。吕老师以自己独特的教学方法，让我们很快就掌握知识要领，更在临床上让我们亲自操作。本科期间，我们就在

---

[1]　加"△"者为在职研究生

吕老师的带领下，参加过很多义诊活动。记忆中最深刻的就是吕老师带领我们以"九三学社"名义去义诊，那是我第一次听说"九三学社"，也知道了吕老师是"九三学社"的浙江省委员，渐渐对这个由高级知识分子组成的民主党派产生了敬意和向往。

当我工作后跟吕老师说也想加入"九三学社"时，他告诉我要先以"九三学社"的入社标准要求自己。就这样，我一直怀揣着这个梦

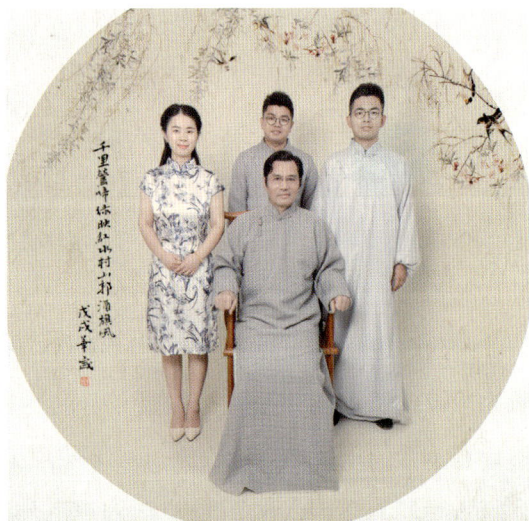

● 图 6-15　吕老师与严央丽（左）硕士、谢云兴（中）硕士、陈涯峰（右）硕士

想，以吕老师为榜样，努力工作学习。后来我考上了吕老师的在职研究生，又延续了我们的师生之情。在吕老师的指引下，我顺利加入了"九三学社"，无论工作有多忙，都会积极参加"九三学社"组织的义诊活动。

吕老师对待学生总是耐心尽责，无论我走得多慢，他都会耐心教导指引。感谢恩师指引我前进，也为我圆了"九三"梦（图6-15）！

13. 跨山越海结师缘（2015级朱凌峰硕士△）

2014年的秋季，在浙江省政府倡导省级医院帮扶边远地区健康计划的要求下，浙江中医药大学附属第三医院与舟山市中医院进行了医疗结对帮扶。吕立江老师跨过四明山，越过东海，来到舟山市中医院。他跨山越海来到我们医院，与上海华山医院脊柱病专家一起会诊脊柱病。吕老师与上海专家会诊了一上午，突然有一位患者在诊室门口呼喊道："医生，我女儿女婿陪着我从嵊泗小岛坐船过来，今天海上有雾，船班延误了，刚刚门口的叫号护士说，你们会诊快要下班了，我号也没挂上，您还能给我看病吗？"患者一只手扶腰，一只手扶着门把手艰难地挪步进来，一脸痛苦的表情。"阿姨，确实快下班了，您下次再来吧。"我朝窗外瞟了一眼涌向食堂的人流对患者说。吕老师看着患者的痛苦状，对我说："小朱，你把她的片子拿过来。"吕老师看完患者的核磁共振影像片后说："老人家，你进来，给你加号看吧。"经过仔细的问诊与查

体，吕老师给患者确订了详细的诊疗方案，患者感激不尽。我被这个场景深深地感动，决定再跟吕老师读研究生，从此结下了深厚的师生情（图6-16）。

14. 跟随导师求真知（2015级刘景昊硕士△）

在我的本科学习中，吕老师曾教授我们《推拿手法学》。他的教学风格以严谨著称，总是耐心地手把手教我们，并且要求逐个手法过关。他时常讲，练好手法不仅是对患者负责，更是对自己负责，唯有如此才能避免因错误的发力而伤害自己。正因如此，我工作后每次为患者进行推拿治疗时，脑海中总会清晰地浮现老师在课堂上反复强调的一指禅手法要领——沉肩、垂肘、悬腕、掌虚、指实。

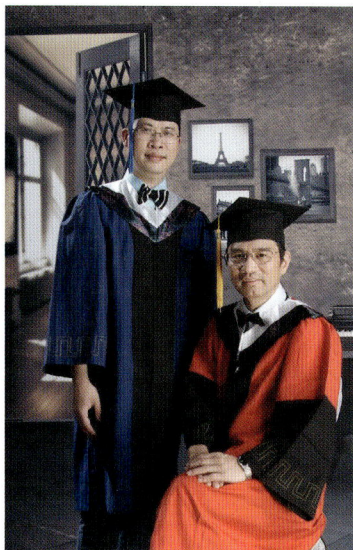

● 图6-16　吕老师与朱凌峰硕士

工作几年后，我深感自身理论知识的匮乏，遂再次拜入吕师门下，攻读在职研究生。每周工作之余，我要跟师出诊3次，虽然辛苦，却无比充实。读研期间，我一边跟随吕老师学习精湛的诊疗技术，一边在老师的鞭策下阅读大量文献，学着去做课题、撰写论文。在此过程中，我深切感受到吕老师治学的严谨。为了让我们写出高质量论文，吕老师总是逐字逐句地进行修改，甚至连标点符号也不放过。他那"锱铢必较"的治学风格，培养了我严谨的科研态度，提升了专业论文的写作水平，充实了中医学理论，提高了临床诊疗能力，全方位地提高了我的医学水平。老师的教诲与指导，必将成为我一生的宝贵财富。

15. 德高术精惠百姓（2016级李景虎硕士）

"德高术精惠百姓"是对吕立江老师从医30多年来的最真实写照，我就从"德高、术精、惠百姓"这三点来写吕老师的从医之路。

（1）德高："医者仁心，大医精诚"是吕老师的座右铭，他也把这种精神传递给了我。怀仁为本，师德为先，没有好的医风医德不是好医生。吕老师的医风医德是有目共睹的，每次跟吕老师门诊，都被深深感染。临床上，吕老师主张"有是证用是药""苦患者所苦，急患者所急"。他对患者总怀悲悯之心："患者本身就很痛苦，我们既要在心理上给他们减压，更要减轻他们经济上的负担。"开药时多为患者着想，不开贵药，不开大方。

（2）术精：吕老师对脊柱疾病诊治见解独特，注重脊柱平衡观，他独创杠杆定位手法治疗腰椎间盘突出症、胸椎对抗扳法治疗胸椎小关节紊乱症、仰卧牵枕法治疗颈椎病。他对诊疗技术精益求精，深入进行临床与基础研究，不断提升诊疗水平和临床疗效。

（3）惠百姓：常有国内外求医问药者慕名来找吕老师看病，家人不忍让吕老师过于劳累，每次都想婉言拒绝，但吕老师总是再三叮嘱家人："凡有求诊者，都应尽可能满足要求。"每逢有求医者登门，不论患者富贵贫穷，吕老师都有求必应，并以"简便验廉"为原则悉心为患者诊治，解除他们的痛苦，深得患者的敬仰。吕老师在脊柱疾病深耕数十年，医学著作颇丰，适宜技术推广到基层，甚至到世界各地普及脊柱病防治知识和技术，让更多的患者受益。

在我 3 年的研究生学习生涯中，吕老师不仅是一位德高术精的导师，更像一位可爱慈祥的父亲。吕老师的言传身教，让我受益匪浅，更加坚定了自己的人生目标和方向。如今，我在上海中医药大学继续攻读博士学位，开启一段新的求学生涯。而吕老师的一言一行将深深影响着我，让我在今后的人生道路上"有爱心、有仁心、有责任心、有恒心"，坚持不懈，追逐梦想（图 6-17）。

16."较真"负责好导师（2016 级刘鼎硕士）

在我的研究生生涯中，吕立江老师让我由衷地敬佩和感激。

在研究生规培期间，因为家庭的一些变故，我的心态受到了极大的影响，规培学习也受到波及，多次出现差错，眼看就要被退学，是吕老师第一时间发现了我的问题。

他没有丝毫的敷衍和纵容，而是非常"较真"地与我进行了多次深入的谈心。他详细询问了我每一次出错的原因，认真分析其中的问题所在，眼神中没有丝毫的责备。

在了解完我的情况后，吕老师以无比负责的态度，为我制定了详细的改进计划。他每天都会

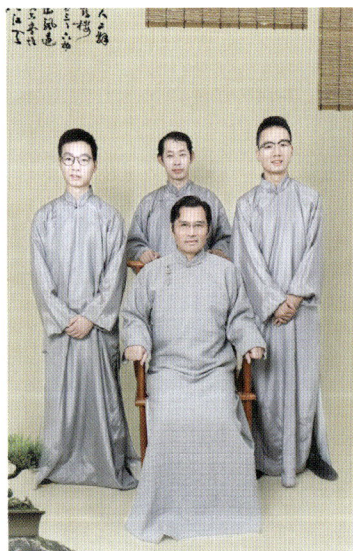

● 图 6-17　吕老师与毛凌宇（左）硕士、刘鼎（中）硕士、李景虎（右）硕士

检查我的学习进度，耐心地指导我解决遇到的困难。他不仅在学业上给予我帮助，还在心理上不断鼓励我，让我重新找回了自信和动力。

正是因为吕老师的"较真"，不轻易放过任何一个可能影响我未来的细节；正是因为他的负责，愿意花费大量的时间和精力来帮助我走出困境。

在导师的帮助下，我最终顺利完成了规培学习，并且在这个过程中学会了如何面对困难，勇往直前。

我深知，如果没有吕老师的"较真"与负责，我的学业之路可能会就此中断。我将永远铭记吕老师的教诲和帮助，努力成为像他一样优秀的人（图6-17）。

17. 本硕连读选导师（2016级毛凌宇硕士）

作为5+3本硕连读的学生，大四末就到了选导师的时候。看着长长的导师名单，我犯了难。这时我的室友说，他跟过吕老师的门诊，氛围很好，我听了非常心动，第二天便决定和室友一同去门诊拜访。临行前，我还有些忐忑，回想起了第一次看见吕老师的场景。那是在我们的推拿功法课上，老师手提文件包，戴一副大框眼镜，黑发浓密，面露微笑，和蔼可亲。不知不觉就到了吕老师的诊室，此时诊室已经挤满了患者，见状我便上前帮忙进行问病史等工作。趁吕老师门诊的空隙，我赶紧介绍了自己。老师看了我当时略显瘦削的身形，问我本科的学习情况，问我有没有决心坚持走学医的道路，我说有！从此便开始了3年多的研究生生涯。在跟师期间，我学到了神奇的杠杆定位手法，而最重要的是，我的人生中有了一位指引前行的导师。

回首8年的学习生涯，很庆幸有吕老师这样一位学识渊博、循循善诱的老师，也庆幸自己选择了吕老师作为自己的导师，让我受益终身（图6-17）。

18. 再续师缘育杏林（2016级倪彬斐硕士△）

回想2010年，我还是一名怀揣中医梦想的大二学生。那时，吕立江老师是我院推拿系推拿教研室主任，一项校级课题成为我们师生缘分的起点。吕老师负责、耐心、严谨的教学态度，至今令我记忆犹新。

我在初做研究记录时，带有些主观倾向，是吕老师及时发现并严厉批评指正："对受试者干预前后的指标评价，一定是要标准客观的。"现在回想起来，与吕老师短短几个月的相处，潜移默化地塑造了我的为人处世态度和价值观。

我对大学时期研究生教育的缺失一直心存遗憾，而吕老师是我理想中的导师，促使我下定决心在职读研。缘分如同一条无形的纽带，将我和吕老师再次连在一起。时隔多年，再次来到老师门诊时的情景依然历历在目。宽敞的诊间，患者们络绎不绝。那一刻，身为学生的我切身体会到吕老师作为名医、名师的风采。当天，虽然门诊工作繁忙，老师仍抽空与我叙旧，并赠予我一本寄予期望的亲笔签名书籍。

遇见好老师，不仅是一种缘分，更是一种幸运。这段缘分不仅让我对中医有了更高的认识，更对我的为人处世、治学态度产生了深远的影响。在此感谢吕老师对我的教导与培养，我将继续努力，不辜负这段珍贵的师生情缘（图6-18）。

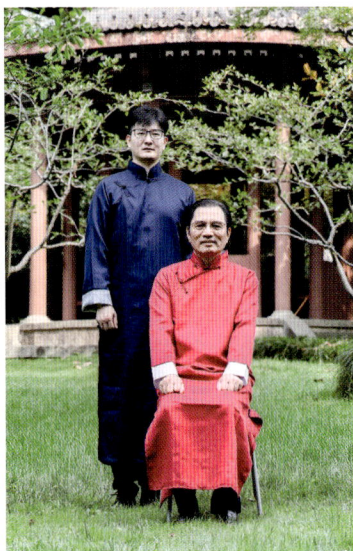

● 图6-18　吕老师与倪彬斐硕士

19. 三尺讲台写春秋（2017级杨超硕士）

三尺讲台存日月，一支粉笔写春秋。讲台上，书桌边，寒来暑往，撒满热血；润花蕾，育桃李，春华秋实，拳拳赤诚一片。这正是对吕老师的真实写照。吕老师是浙江中医药大学首位"教学卓越奖"获得者，他积极推动教学、课程改革，以启发式的教学取代灌输式的教学。他主持并设的全国中医药联盟《推拿保健与养生》MOOC课程在全国招生以来，招生数位列全国前茅，人气爆棚，累计受益受惠学生近150000人次，成为国家"十万金课"之一，被评为"国家级一类本科课程"与"国家精品在线开放课程"。

一系列行之有效的教学探索与改革，凝结了吕老师无数日日夜夜伏案工作所付出的心血。他甘于奉献，精思敏悟传帮带，是中医文化的传播者。他先后主编、参编了50余部教材和医著，每一项荣誉的背后都彰显了吕老师精益求精、持之以恒、勇于创新的工匠精神。

天长地久有时尽，师恩绵绵无绝期。在我与吕老师相处的日子里，我深深感受到了他的教育情怀和人格魅力。他不仅是一位优秀的老师，更是一位人生的导师（图6-19）。

20. 研究两侧腰大肌（2017级王玮娃硕士）

"阳光透过诊室的窗洒在他的脸上，映照出他轮廓分明的脸庞，那双深邃的眼眸里充满了对医学的热爱与追求。他的皱纹仿佛是历经风雨的年轮，彰显着岁月的沉淀和智慧的印记。"这是我初见吕老师时的感受。后来有幸成为吕老师的硕士生，正式开启了我人生中重要的三年求学路。在门诊跟诊学习的过程中，不仅使我的临床技能有所提高，临床思维系统化，更重要的是开拓了自己的眼界，打开了科研新思路。

吕老师打破了我对老师刻板、守旧的固有印象，他心胸开阔，思维活跃，意识超前，不拘泥于传统观念，勇于开拓创新。在临床跟师过程中，最常听到吕老师的教导就是："作为一名合格的医生，首先要善于发现临床问题，不要照着课本来看病，套用课本上的症状来下诊断，这样是看不好病的。每个患者都是不同的，但要学着从不同中找相同，要学会从临床上发现书本上没有的东西，这样才会有所进步。"我发现，吕老师对于腰椎间盘突出症的患者尤其喜欢对比患者两侧腰大肌的形态，这让我对腰大肌的形态与腰椎间盘突出症之间是否存在着某种联系产生了浓厚的兴趣，由此我便开始了"腰椎间盘突出症患者两侧腰大肌横截面积的差异及目前临床上应用的杠杆定位手法对其横截面积的影响"的研究。由于之前对于腰大肌与腰椎间盘突出症的关系的研究还比较少，故需要通过自己在临床上不断地观察及查阅大量的国内外文献。在最初的研究、探索过程中并不是一帆风顺，而吕老师就像一位慈祥的父亲给我支持与鼓励，我最终没有辜负吕老师的期望，在此研究方向上有了自己的成果，也使我的科研能力得到了大幅度提升（图6-19）。

21. 学术论文细指导（2017级王晟硕士）

我已毕业多年，虽因工作繁忙，与吕老师相聚机会变少了，但吕老师收我为徒的那段岁月一直难以忘怀。犹记得选导师时，我战战兢兢地写上了吕老师的名字，因担心被拒绝而彻夜难眠。第二天，当我接到吕老师的电话时，心情无比激动。

三年的研究生生涯教会了我很多，而令我印象最深的还是学术论文的发表。研究生第二年时，我的两位师兄都已顺利在学术期刊发表论文，而我还在抓耳挠腮地构思论文，心情之焦虑可想而知。我赶紧匆忙写了几篇文章去投稿，但无一例外地被退稿了。无奈之下，我忐忑不安地跟吕老师汇报了论文的情况。吕老师在百忙中抽时间，细心地阅读我的论文，给我立题，并指明论文的基本思路和撰写细节。最终，论文通过了初审，经过吕老师的进一步修改，成功发表了，当时喜悦之情真是无法用语言形容。我加入吕老师之门是非常荣幸的（图6-19）。

22. 成功中标省课题（2017级金天驰硕士）

与吕立江老师的相识是在大学本科时期，那个时候对吕老师的印象是教学认真，拥有丰富的专业知识，包括后来在临床实习期间接触吕老师，发现他还是一位临床业务强的医生。毕业之后，与吕老师的交集也就少了。

与吕老师的再次相遇是在诸暨市中医院举行的中医药适宜技术培训会议上，看到曾经的大学老师是真的倍感亲切。当时随着职业的发展，迫切需要提升自身的科研能力，于是就冒昧地向吕老师提出了希望能在其门下读研究生。出乎意料的是，吕老师非常爽快地答应了。读在职研究生期间，我又发现了吕老师学术非常严谨，其在科研上孜孜不倦的精神令我十分感动，继而崇拜他，学习他。我依稀记得，毕业论文的开题与结题都是在吕老师一遍遍不厌其烦地修改中慢慢完善的，也让我的科研能力有了飞速提高，并最终在2020年的毕业论文答辩中顺利过关，完成学业！

2023年，因为科室发展的需要，同时受导师在推拿治疗中应用杠杆定位扳法的启发，我开始撰写课题标书，并在吕老师的精心修改后提交浙江省中医药管理局申报课题，没想到一举中标，成为我科第一个有相关科研经费的省厅课题！

我非常珍惜与吕老师十几年的师生缘分，感谢吕老师对我们的无私付出，成功中标省课题！（图6-20）。

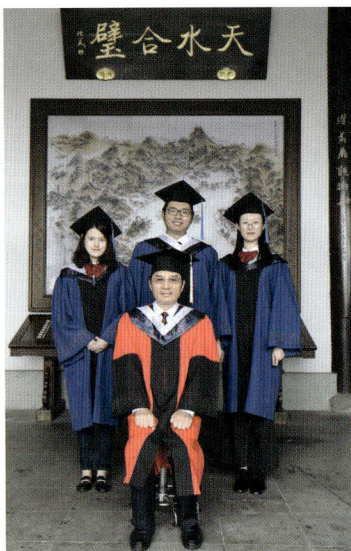

● 图6-19 吕老师与杨超（左）硕士、王晟（中）硕士、王玮娃（右）硕士

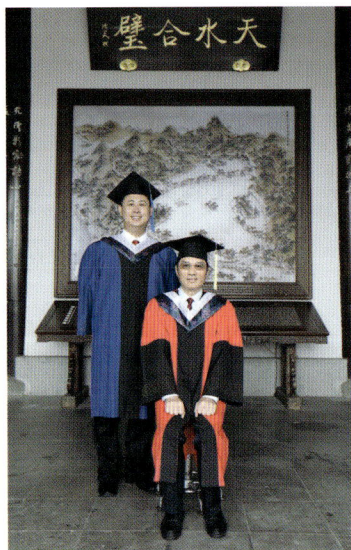

● 图6-20 吕老师与金天驰硕士

23. 答辩论文细心改（2017级金晶硕士△）

回想2013年秋，在浙江中医药大学的图书馆内，我还在埋头苦读，积极准备考研，而一场职业招聘会，却让我在考研和工作之间选择了后者。步入工作之后，我果断选择了攻读在职研究生，以弥补之前的遗憾。

吕立江老师是我在本科期间就非常敬重的老师，为人亲和、医德高尚、治学严谨。因此，我毫不犹豫地选择了吕老师成为我的导师。

作为一名科研新手，开题在即，我非常焦虑，不知所措。在这个时候，吕老师结合我存在的问题进行分析并耐心解惑，帮助我确定了选

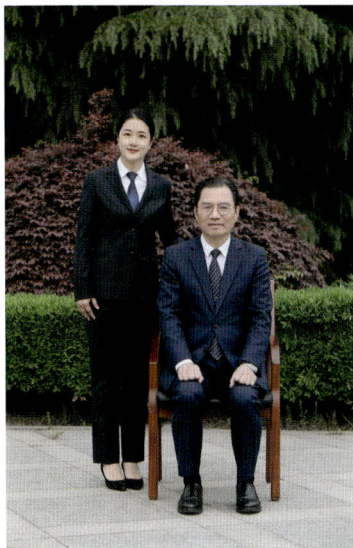

● 图6-21　吕老师与金晶硕士

题。顺利开题后，老师又亲自带着我完成了长达9个月的临床研究。其间，时刻关注我的科研进度，叮嘱我遵守科研规范，严守学术诚信。

学位论文对我是更为严峻的挑战。老师在撰写全过程都亲自指导，盲审之前就修改了不下5次。有一次，吕老师在出差的高铁上批阅了我的论文，发现前言未详尽阐述科研背景，存在纰漏，于是第一时间用语音逐字逐句教我如何撰写与修改。在定稿送审之前，老师又再次精心修改，甚至指出了文中的错误标点、字符的全半角紊乱切换。最终，我顺利通过了盲审及答辩，按时毕业。

老师的严谨态度，让我非常感动，值得我不断学习，"学高为师、身正为范"，感谢我科研路上的引路人——吕立江老师（图6-21）。

24. 硕士难忘师恩情（2017级陈晓洁硕士△）

三年的研究生时光如白驹过隙，转瞬间我完成学业已近3年。今年是我参加临床工作的第14个年头，每每提起吕老师，就让我想起他在2017年研究生招考面试时提问我的场景："你已经参加工作6年，为什么还想报考研究生？"我回答说："临床工作比较枯燥，我现在的能力还不足以支撑日后科研和临床的挑战，所以我来报考您的研究生。"吕老师又问："你刚生完二胎，精力够吗？做我的研究生需要跟师并临床观察收集病历，时间能够安排出来吗？"我坚定地点头：

"虽然我还在哺乳期，但我能克服各种困难来跟师研究，希望老师能接收我作为您的在职研究生。"

我是幸运的，选择了吕老师作为我的导师。他教导我要通过临床问题思考学术研究，并言传身教。特别是在毕业论文的修改过程中，我深深感受到了吕老师的教育情怀和人格魅力。他不仅仅是优秀的导

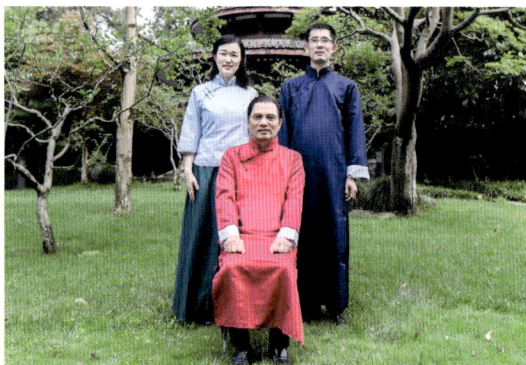
● 图 6-22　吕老师与陈晓洁（左）硕士、杨杰科（右）硕士

师，更是我科研的引路人和人生导师。他对我的谆谆教诲和辛勤付出，使我受益匪浅。他严谨的学术态度，踏实的工作作风，谦逊的人格品质是我永远的学习榜样（图6-22）！

25. 海定波宁沐师恩（2017级杨杰科硕士[△]）

三江汇合，天高海阔，逐水而生，因港而兴。"宁波"之名，源于"海定波宁"，而我作为吕立江教授门下第一位宁波籍的硕士研究生，更是感受到了这一份荣耀与自豪。

作为一名在职研究生，我曾一度非常困惑，对于如何妥善协调自己临床工作与研究生阶段的科研工作感到非常迷茫。在吕老师及同门师兄弟们的鼓励及支持下，我解决了一个又一个问题，跨过了一个又一个难关。吕老师充分考虑分隔两地，以及我的实际情况，因人制宜，一方面通过电话、微信语音、视频、电子邮件等多种形式对我进行线上指导：有时是在他讲课的课间休息；有时是他刚完成一天繁忙的门诊还来不及喝一口水时；有时是他晚上在家刚放下碗筷时。另一方面，抓住每一次当面授课的机会，对我耳提面命。吕老师作为著名教授和浙江省级名中医，没有一点架子，一见面就亲切地关心起我的临床工作怎么样，科研进度如何，遇到什么困难没有，需要什么帮助。

他往往能够在我一片混沌，理不出头绪的时候，一针见血地指出问题所在，使我一下子豁然开朗。我非常享受这种"顿悟"的学习过程。尤其是撰写毕业论文阶段，吕老师更是在百忙之中花费大量的时间和精力和我一起逐字逐句斟酌、修改，力求完美。他那极高的科研素养和严谨的治学精神让我万分敬佩

（图 6-22）。

26. 德医双馨指明路（2018 级韩笑硕士）

2018 年我怀揣中医梦想，考入了浙江中医药大学针灸推拿学专业，并有幸拜入吕立江教授门下。当时的我心里充满迷茫，初入临床的陌生，面对科研的无所适从，都给我带来了巨大的压力。多亏吕老师言传身教，从基础到临床，从科研到实验，吕老师"手把手"地教给了我无数知识和技能，让我坚定了自己的医学梦想，也让我领略到了名师风采，尤其是吕老师对疾病的精确诊断和独到见解，对患者的热忱细心和认真负责，都为我树立了榜样。

吕老师的高超医术体现在临床的各种细节之中。初入师门，我被安排在吕老师旁边，协助问诊与病例书写。正是在问诊中，我体会到了吕老师严谨地从医态度。"主诉要严格把控在 20 字以内，并要精准描述患者的主要病情与持续时间""推拿科患者的最大诉求就是缓解疼痛，所以你必须问清楚疼痛的性质、程度、持续时间、原因等几大要素，有必要的话，简易的数字疼痛评分可以直接让患者评一下""影像学固然重要，但不能单纯依靠影像报告，你要自己会看片子，并学会利用片子，不要让影像学结果成为你诊断的主要依据，而要让它成为你的助力""一定要查体，很多患者影像上是腰椎间盘突出，但其实它就是个肌肉问题，它压迫症状是没有的"……吕老师的句句叮嘱已成为我现在临证时的箴言，也只有当我真正按吕老师所说进行诊疗活动，我才深刻意识到这些话语不仅仅是一位老师对学生的要求，更是一位大医临证经验的高度凝练与体现。

在医德方面，吕老师更是以实际行动给我上了生动的一课。记得某年冬天，杭城难得落雪，风景如画的同时也带来了交通上的不便，吕老师在下楼梯时因雪天路滑不慎扭伤右脚踝关节，就在我们都以为吕老师要停诊一段时日之时，吕老师在拍片确认足踝部尚无大碍之后，便挂着拐杖坚持自己的门诊，而这拐一挂，就是一个多月。

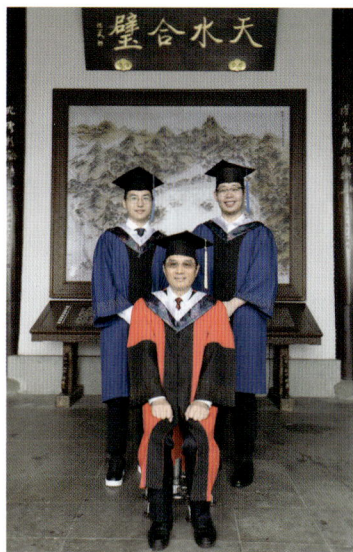

● 图 6-23　吕老师与陈家正（左）硕士、韩笑（右）硕士

吕老师拄拐的身影略显歪斜，但在我心中却是异常高大！能有幸跟随吕老师学习3年，是我人生之大幸。今后医学之路漫漫，我定当牢记吕老师嘱托，传承吕氏手法，为人类健康事业贡献自己的一份力量（图6-23）。

27. 家庭聚餐的味道（2018级陈家正硕士）

三年的研究生学习，吕老师对弟子各方面的关心、帮助和指导让我终生难忘。最令我印象深刻的，是吕老师作为导师对我们生活的关心，尤其让我想起在吕老师家聚餐的情景。

读研期间，我基本就是吃学校的食堂饭，品种单一、食之乏味。而每逢周末，吕老师就会叫上我去他家聚餐。先是带上我去菜场选购我喜欢吃的菜，然后我和吕老师一起烹饪，每一餐饭都让我回味无穷。

现在我还会回味当年和吕老师共进晚餐的快乐时光，尤其是吕老师炖的红烧肉，每每想起就会馋得要流口水，也让我感受到人生的无穷味道（图6-23）！

28. 关怀助力毕业行（2018级周琼硕士△）

在求知的道路上，我们总会遇到各种挑战和困难。攻读在职研究生，因临床和科研需要兼顾，故困难重重。幸运的是，我遇到了吕立江导师。正是吕老师严肃的科学态度、严谨的治学精神和精益求精的工作作风，不断鞭策着我，使我在学习过程中没有失去前进的动力，克服一个又一个困难。从研究选题到设计方案，再到论文定稿，准备毕业答辩，每一步都离不开吕老师给予我的精心指导与细致关怀。

记得我当时为毕业做最后冲刺时，一场突如其来的意外——踝关节骨折，让我陷入了困境，伤痛和生活的不便使我倍感焦虑，担心这会成为我毕业道路上的绊脚石。就在我最无助的时候，吕老师像一束温暖的阳光照进了我的生活。他不仅关切地询问我的伤势，指导我加速康复进程，还无微不至地为我安排毕业前的准备工作，大到整场答辩会的安排，小到每一份毕业材料的专家签字，助我顺利完成了答辩，如期获得了学位证书，并且踝关节损伤也比预期

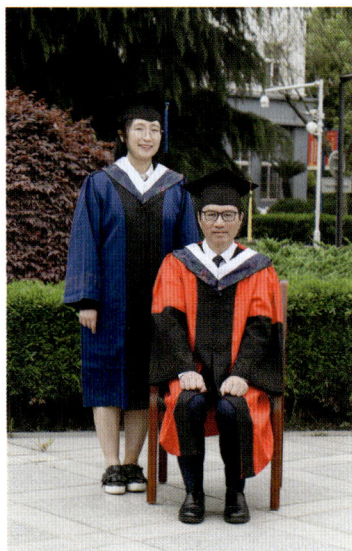

● 图6-24 吕老师与周琼硕士

恢复得好，提前能够行走。这一刻，我感受到了前所未有的力量和支持，更深感自己的幸运和幸福，因为我遇到了一位如此关爱学生、敬业奉献的导师，他不仅教会了我专业知识，更教会我如何面对困难和挑战，他的关怀和鼓励让我感受到了家人般的温暖和支持，使我更加坚定了自己的学术追求和职业道路（图6-24）。

29. 不厌其烦传新学（2019级朱永涛硕士）

我是吕老师2019年的硕士研究生，3年学习期间，吕老师在临床、科研及生活方面都给了我莫大的帮助，而让我最受益的还是能有机会进入实验室。我是专业学位研究生，主要的任务是在临床，可我也一直想尝试着学点新的东西，刚好吕老师给了我这样一个机会。有一天，吕老师把我和张潮叫到办公室，开门见山地说："国家自然科学基金项目的部分内容，由你与张潮开展研究。"当时听到这句话是既兴奋又忐忑，兴奋的是可以进入生物力学实验室，忐忑的是对于没有任何实验基础的我俩来说，这将会是一个很大的挑战。"你们不用担心不会做，不会就要学，你们要大胆细心地去探索！"其实，当时吕老师有自己的学术型硕士研究生，如果图方便完全可以把任务交给他们来完成。可吕老师就是这样一个人，他会不厌其烦地将自己的东西全盘交给自己的学生，哪怕自己会多出很多麻烦。吕老师三番五次地请浙大的教授来指导实验，他还经常下班后同我一起到实验室指导我。渐渐地，我和张潮掌握了实验的方法，最终完成了实验研究，并且还做出了重要的研究成果。更重要的是，我学到了科研的新方法和新思路（图6-25）。

30. 君臣佐使五步法（2019级张潮硕士）

转眼已毕业3年，回想起读研期间跟吕老师门诊的时光，不仅学到了临床诊疗的理论知识与专业技能，更是感受到了吕老师严谨的科研态度、敏锐的临床观察力、对患者无微不至的关心，以及真诚无私、幽默风趣的人格魅力。

吕老师在门诊时总是会强调，如果推拿学科

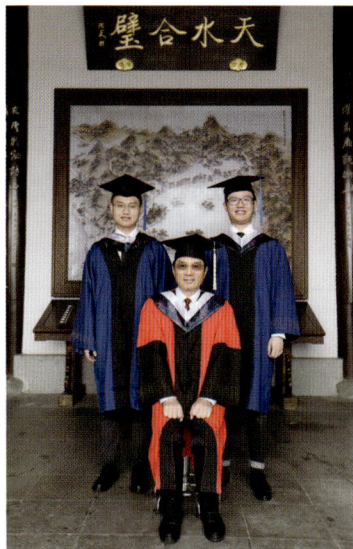

● 图6-25 吕老师与朱永涛（左）硕士、张潮（右）硕士

脱离中医理论的指导，临床手法也只是无意识的拼凑，是无源之水、无根之木。吕老师认为，中医手法的临床应用要讲究辨证思维，是中医辨证的理法方药。譬如君臣佐使理论，不仅适用于中药的配伍，也是指导中医手法操作的重要依据。这一观念让我茅塞顿开，更进一步理解了吕老师独创的五步复位法的内涵。最初对五步复位法的理解，就是将松、拉、扳、整、复这五类手法逐一在患者身上应用，而转换思维之后发现，五步复位法并不是简单的手法拼合，而是在辨证的基础上有针对性地选择手法。例如腰椎间盘突出症患者，急性期疼痛明显，不适用正骨手法，此时则是以放松、理筋手法为"君"；而病程日久出现局部神经粘连，则应改为杠杆定位扳法为"君"，从而有效松解粘连。正是吕老师的这种言传身教，让我养成了以中医的辨证思维去归纳总结临床经验、指导手法治疗的习惯。也是基于此，完成了我的第一篇研究生论文并发表。

三年跟师学习的时光虽然短暂，但其间所积累的知识与经验，足以受用一生（图 6-25）。

31. 海南求学到杭州（2020 级吴虹娇硕士）

毕业参加工作后，不甘于现状的意愿驱动着我要往前再走一步。第一年参加考研，我顺利通过笔试，经网上查找导师信息，了解了吕立江老师的研究方向，并通过邮箱与吕老师取得联系，于是怀着激动的心情，从海口跨越近半个中国奔赴杭州参加了复试。遗憾的是，由于自己发挥欠佳，没被录取。复试结束后，吕老师亲切地与我交谈，站在我的角度，分析了继续读研的利与弊，建议我充分权衡考虑，也鼓励我不要轻易放弃成为更好自己的机会。

吕老师的话给了我莫大的勇气，我不想就这样放弃。我坚定地表达了继续考研的决心和想成为吕老师一样高尚医生的目标。我毅然决定开始准备第二次考研。我克服了种种困难，顺利通过了复试，如愿成为了吕老师的硕士研究生。时隔一年，再次见到吕老师是在他的门诊，诊室忙而有序，吕老师对待每一位患者都认真负责，即使是面对因长时间等待或病痛折磨而急躁的患者，吕老师也十分耐心，先安抚情绪，再认真询问病史，做必要查体，最后诊断治疗。其严谨的医德医风让我印象深刻。

三年研究生生涯，吕老师带着我从科研设计到具体实施、结果汇总，再到分析讨论，每一个环节都精心指导，使我课题会做了，论文会写了，成长的道路也更清晰了。可以说，这 3 年是我收获最多的 3 年，也是我进步最快的 3 年。这 3 年时光过得太快了，舍不得离开待我如父的吕老师，以及无私帮助我的每一位师兄弟姐妹。

天涯海角有尽处，唯有师恩无穷期。言短情长，吕老师是我一辈子都尊敬、爱戴的好老师（图 6-26）！

32. 总是安慰常帮助（2020 级黄玉波硕士）

吕老师经常跟患者说："没有医生敢说肯定能治好，跟你保证百分之百治愈的肯定不是好医生，但我会尽力给你治好。"不轻易许诺，但一定竭尽全力，这就是吕老师。患者从发病到演变再到目前的诊疗，吕老师都会一一详细询问，然后用他坚实有力的双手，仔细给患者查体：这里痛不痛，痛会不会放射下去……原本下午 5 点结束的门诊，吕老师总要忙到 6 点甚至 7 点，将所有患者诊疗妥当后才会拖着疲惫的身躯下班。遇到从省外远道而来的患者，吕老师也会尽量给予方便，优先安排检查和治疗，同时还会做好其他患者的安抚工作。吕老师常常教导我们，不能辜负患者对我们的信任，要耐心细致地对待每一位患者。

患者大都是痛苦表情走进吕老师的诊室，治疗后则是笑着走出诊室。"跟吕医生聊上两句，病就能好上一半。"许多患者说。"总是在安慰，常常在帮助"，吕老师真诚践行着为医者的责任与担当，他用对医疗卫生事业的精诚专注，对患者的温暖体贴，感动着身边的所有人，也为我树立了学习的榜样（图 6-26）！

33. 人生领航之良师（2020 级黄华枝硕士）

第一次见到吕立江老师，是在浙江中医药大学那充满学术氛围的教室里，吕老师给我们讲授《针灸推拿临床诊疗基础》这门课。他以独特幽默风趣的语言将原本晦涩难懂的中医诊疗基础理论，讲解得既透彻又生动，彻底颠覆了我对基础理论知识枯燥无味的认知。几个月的课程，吕老师如春风化雨般悄无声息地使我内心深处充满了对中医深邃魅力的向往与憧憬。

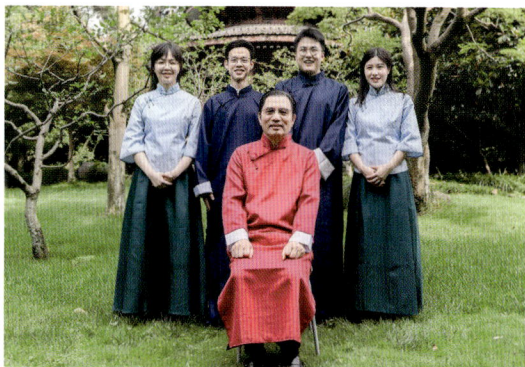

● 图 6-26 吕老师与吴虹娇硕士、黄玉波硕士、刘祯硕士、黄华枝硕士（后排从左至右）

五年本科毕业，我有幸留在吕老师身边做科室秘书。工作之初，我对国家重点专科、国家重点学科等工作一无所知，吕老师总是耐心细致地讲解工作要领与方法，并对我走向社会如何工作进行了细心的点拨，使我对自己的人生有了更好的领悟。随着工作的开展，总使我感觉到自身知识的缺乏，尤其看到吕老师丰富的知识与工作经验，我脑海里总有一个念想——要继续深造学习。于是我下决心一边工作一边准备考研。2020 年，我终于如愿考入了吕老师门下，开始了新的研究生学习生涯，我顿时感觉到人生之路豁然开朗。3 年的研究生学习充实了我的人生，让我走上了自己心仪的工作岗位（图 6-26）。

34. 科研高峰引我攀（2021 级洪双威硕士）

回首这 3 年的硕士生涯，我满怀感激之情，感谢吕立江老师的谆谆教导与无私帮助。在这段攀登科研高峰的征程中，吕老师一直是我的引路人。

吕老师不仅在学术上给予我极大的帮助，而且在生活中也是关怀备至。老师常常鼓励我保持良好的心态，积极面对挑战。在老师的教导下，我不仅学到了扎实的科研技能，也培养了积极乐观的心态和坚韧不拔的品质。

在吕老师的悉心指导下，硕士 3 年时间内，我以第一作者身份发表了 1 篇中文核心论文和 2 篇 SCI 论文，其中一篇更是中科院 2 区 Top 论文。这样的成果对于刚踏入科研领域的我来说，无疑是一种巨大的鼓励和肯定。

吕老师常说："科研是一座高峰，只有不断攀登，才能看到更远的风景。"在他的引领下，我逐渐认识到科研不仅需要聪明才智，更需要不懈的努力和坚定的信念。在未来的道路上，我会继续铭记吕老师的教诲，勇攀科研高峰，为推拿学科的发展贡献出一份自己的力量（图 6-27）。

35. 杠杆定位新手法（2021 级田雨硕士）

初闻杠杆，是在初中二年级的物理课本上；再遇"杠杆"，已来到导师吕立江教授的专家门诊。记得初次跟诊时，吕老师抬起患者双腿、肘关节，定位于患者腰部，用杠杆原理进行扳动，

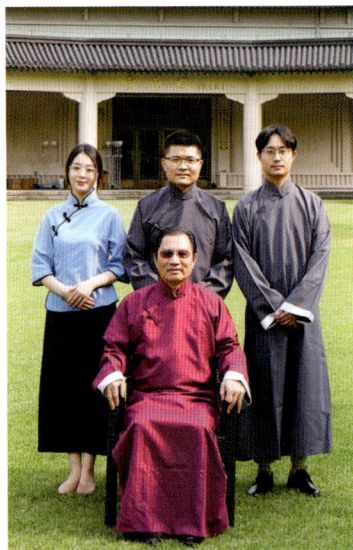

● 图 6-27　吕老师与胡会杰（左）硕士、田雨（中）硕士、洪双威（右）硕士

这样的正骨手法我从未见过。后来师兄告诉我，这是吕老师创新的杠杆定位手法，是运用杠杆巧力整复腰椎。我听后很震撼，想不到杠杆原理居然也可以用于中医正骨，想不到中医手法可以和物理原理结合得如此紧密，不得不佩服吕老师的智慧。

随着学习的深入，我逐渐了解到杠杆定位手法是吕老师从传统腰椎后伸扳法的临床应用实践中不断总结创新，并与杠杆原理相结合而创立的中医特色手法，如今已得到了业内同行的广泛认可，被患者广泛接受。在吕老师门诊中，大量的腰椎间盘突出症患者被杠杆定位手法祛除了病痛。通过不断地跟师学习，我知道了杠杆定位手法不仅对腰椎间盘突出症疗效特异，而且对腰椎小关节紊乱、腰椎椎管狭窄症等其他腰椎疾病也有效，并且杠杆定位手法在纠正脊柱侧弯，改善骨盆旋转等方面亦具有独特的效果。

目前，杠杆定位手法已连续几年被编写入国家中医药行业规划教材《推拿手法学》，是腰椎疾病特色治疗手法之一，值得在临床中广泛普及推广。吕老师的杠杆定位新手法，让我体会到了学科交叉的必要性和创新思维的重要性（图 6-27）。

36. 气氛浓厚的夜晚（2021 级胡会杰硕士）

在我们每一次晚间的研究生学术组会上，吕老师都展现出了极高的专业素养和敬业精神。他不仅对每一个议题都进行深入而细致地讲解，还总是能结合我们当前的学习进度和研究兴趣，使学术组会内容既具有学术价值又充满吸引力。当我们学生轮流做学习汇报时，老师总会拿起笔记本认真做笔记，帮我们记录科研进度和存在的问题，从未间断过。

在学术组会中，老师不仅是一个指导者，更是一个参与者，他的每一次提问和点评都让我们受益匪浅，也让我们的每一次组会都充满了学术气氛，在平凡的夜晚中感觉到不平凡。我们为能有这样一位认真负责的老师而深感荣幸，他的付出和努力让我们在学术道路上更加坚定和自信（图 6-27）。

37. 严师指导助成长（2022 级吴双硕士）

自我硕士研究生入学以来，我的导师吕立江教授就像一座灯塔，指引着我在学术的海洋中航行。吕老师对我们不仅在学习上严格要求，而且在学术研究中十分严谨，可谓是我学术生涯的启蒙导师。在我对学术论文百思不解时，吕老师总结多年临床研究，创新性地提出"从督论治慢性腰肌劳损"的命题，引导我在临床治疗慢性腰肌劳损中有别样的思路，并指导我成功发表了"吕立江教授从督论治慢性腰肌劳损"的学术论文。

吕老师在课余时常常关心我的学术论文情况，及时帮助我解决所遇到的问题，并且逐字逐句为我修改论文，以达到发表要求。读研期间，在吕老师的指导和督促下，我先后发表了 6 篇论文，期刊等级从普通期刊到双核心期刊，逐步成长。吕老师指导我完成了硕士研究生毕业论文课题"基于 1H-MRS 探讨杠杆定位手法治疗腰椎间盘突出症患者的脑代谢研究"，同时根据我的学位论文指导我在《磁共振成像》杂志上发表了"磁共振波谱在中医药研究中的应用进展"。

除了学术上的严要求，吕老师更注重我们的品德修养。他常常用前人的故事来教育我们，如双桥老太太罗有明的事迹等，教导我们做医生要将心比心、品德端正。正是这种严格，让我学会了专注和自律。

在严师的指导下，我不仅在学术上取得了进步，更在品德上得到了升华，学会了如何面对困难，如何坚持自己的信念（图 6-28）。

38. 一个加拿大患者（2022 级魏子程硕士）

某天，一个大胡子的外国患者坐在轮椅上被同伴缓缓推入诊室，他双手扶住轮椅把手，表情显得十分痛苦。原来，这位 M 先生曾因腰椎间盘突出症在加拿大接受过手术，但两年后不幸复发。目前他的症状包括腰部疼痛、下肢麻木和疼痛，甚至行走与端坐都较为困难，严重影响了他的日常生活。面对需要第二次手术，M 先生感到害怕和不安，在一位中国朋友的介绍下，他决定来中国寻求保守治疗。吕老师仔细询问了病史并做了认真检查，发现他的脊柱出现了明显的侧弯，两肩不等高，而且他几乎不能站立。进一步影像学检查明确诊断后，吕老师决定采用他独创的五步复位法进行治疗，我参与了治疗的全过程。经过 3 次治疗，M 先生的症状基本消失，很快就能够重新站立和行走。M 先生对治疗效果感到非常惊讶和感激，他称赞中医正骨疗效神奇。

作为吕老师的学生，我能够参与到这样完整而有效的治疗过程而自豪。这次经历不仅加深了我对中医正骨的理解，也让我看到了中医在现代医学中的独特价值。特别是吕老师所创的五步复位法及杠杆定位手法，对于腰椎间盘突出症具有独特优势。作为未来的中医医生，我希望跟随吕老师继续学习，深入探索，将传统中医手法传播世界，为更多的国际友人解除病痛（图 6-28）。

39. 侧弯模型探机制（2022级王凯正硕士）

在中医学基础实验研究的征途上，我的学术成长深深植根于导师的悉心指导和无微不至的关怀。在确定研究方向时，我注意到门诊中青少年特发性脊柱侧弯患者众多，而经吕老师精湛的手法正骨治疗，他们的侧弯症状有了显著的改善。在吕老师的启迪下，我逐渐对这一疾病产生了浓厚的兴趣，渴望深入探究其背后的作用机制。

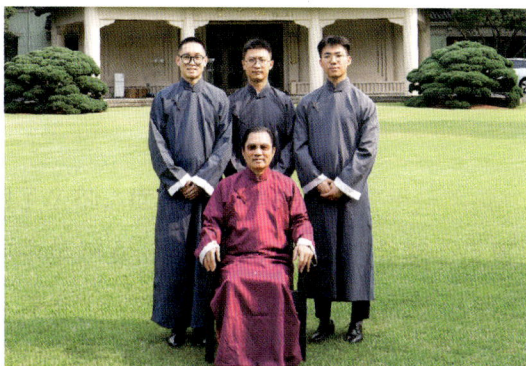

● 图6-28　吕老师与魏子程（左）硕士、王凯正（中）硕士、吴双（右）硕士

然而，基础实验研究离不开动物模型的建立。在广泛查阅资料后，我惊讶地发现，关于脊柱侧弯的动物模型极为稀缺，且对其干预机制的研究几乎是空白。面对这一挑战，我曾因多次造模失败而感到沮丧，而吕老师总是及时给予我鼓励，指导我分析失败的原因，并帮助我优化实验操作。在他的悉心指导下，我最终成功建立了大鼠脊柱侧弯动物模型，并以此为基础，开启了对脊柱侧弯成因和作用机制的深入探索。

在科研的道路上，我的每一个进步和收获都离不开吕老师的谆谆教诲和无私支持。他的智慧和经验，如同一盏明灯，照亮了我前行的道路（图6-28）。

40. 米线飘香师恩浓（2023级利涛硕士）

有些时刻，总会在记忆中闪烁出耀眼的光芒，就像那一碗平凡却又不凡的米线。

那一天在老师家中，老师为我指导论文经历了整整一日的忙碌，直到夜幕降临，老师依然沉浸在繁杂的文书工作中。老师决定亲自下厨煮米线。米线的香味在锅中升腾，他熟练地切着新鲜的蔬菜，剥着几只红润的对虾，煮着浓郁的高汤，每一个动作，都透露着他对生活的热爱和对学生的关怀。老师一边煮着米线，一边讲述着他从医的故事。他说，医者如同这米线，需经历滚烫的磨砺，方能入味。行医亦是如此，需耐心细致，心怀仁爱。

片刻后，一碗热气腾腾的米线呈现在我面前。浓郁的汤透出一股鲜美的香气，米线细腻柔软，配以鲜亮的蔬菜和嫩滑的虾仁，色泽诱人。我拿起筷子，轻轻夹起，滑嫩的米线在口中化开，那一瞬间，所有的疲惫都烟消云散。这碗米线不仅仅是美味的食物，更是一份心意，一份师生间的深情厚谊。

每每回想起这碗米线，我都会感受到一种特别的力量。老师通过这碗米线告诉我，行医之路不仅需要技艺，更需要一颗热爱生活、关怀他人的心。正如米线需要在清汤中慢慢煮透，医者也需在岁月中不断磨炼，才能真正体会到医道的精髓。这碗米线的背后，饱含着老师对生活的热忱和对学生的关爱。正如苏轼所言："人间有味是清欢。"老师的米线，正是那份清欢，简单而美好，令人久久难忘。

这碗米线，在平凡的夜晚，散发着不同的浓香。

41. 一壶黄精陈皮茶（2023级华梓涵硕士）

自从成为吕老师的研究生，并不断跟师学习以来，我渐渐发觉吕老师除了拥有令人称绝的高超医术外，还具有充沛的精力和健康的体魄，让我赞叹。吕老师在工作上尽职尽责，在医院中，他接诊患者无数，治病愈人；在学校里，他教授学子莘莘，教书育人。繁杂的工作让吕老师的日程表总是排得满满的。吕老师是如何能够拥有足够的精力和体力来应对如此大的工作压力？这个问题一直藏在我的心底，直到我品尝了那杯黄精陈皮茶。

记得那是一次门诊结束后，当大家完成了一下午的工作，疲惫不堪地靠坐着休息时，吕老师端来一壶自己调制的黄精陈皮茶与大家分享，仅是啜饮一口，馥郁的茶香便在顷刻间冲散了工作的疲劳，重新提振了每个人的精气神。我不由得想起曾在《中药学》书本中学到过黄精与陈皮皆有补益之功，吕老师将药食同源的黄精和陈皮结合在一起，煮水代茶用，饮之可起到补气养阴、缓解疲劳的作用，可谓妙哉。

养生之道，莫先于饮食。一壶黄精陈皮茶，足以展现出吕老师对于养生这门学问的深刻理解。吕老师不仅是医生、老师，更是一位养生专家。正是因为他长久以来注重养生，在生活的每个细节中贯彻他的养生观念，才能够不知疲倦地奋斗在一线工作岗位上，并总结主编中医药行业创新教材《中医养生保健学》出版，传授养生保健知识。

42. 点燃希望的旅程（2023级夏琼硕士）

暑假期间，在吕立江老师的带领下，我们团队有幸前往安徽省池州市的知名黄精药厂，开展了一场关于黄精的社会实践活动。这次旅程不仅让我对黄精有了更深刻的认识，也点燃了我对中医药文化传承与创新的希望之火。

当我们抵达药厂时，首先映入眼帘的是一排排整齐的车间和先进的生产设备。吕老师告诉我们，这次活动的主要目的是学习黄精的制作工艺，尤其是黄精独特的九蒸九晒工艺，以及参观各种黄精加工品的制作流程。

在车间里，我们目睹了黄精从原料到成品的整个过程。黄精的制作过程烦琐而精细，需要经过多次的蒸煮和晾晒，以去除其中的杂质和不良药性，同时提升其药用价值。每一道工序都需要经验丰富的工人细心操作，确保黄精的品质和药效。在学习九蒸九晒工艺时，我被这种传统的制作方法深深吸引。通过反复蒸煮和晾晒，黄精的药用成分得以充分释放，药效也得到了极大地提升。这种古老的工艺让我感受到了中医药文化的博大精深和独特魅力。除了学习黄精的制作工艺，我们还参观了药厂内的各种黄精加工品制作流程。从黄精口服液到黄精胶囊，从黄精茶到黄精酒，这些加工品将黄精的药用价值发挥得淋漓尽致，为人们的健康保驾护航。

在参观过程中，吕老师不时地为我们讲解黄精的药用价值和中医药文化的传承与创新。他告诉我们，黄精作为一种珍贵的中药材，具有悠久的历史和深厚的文化底蕴。在现代科学的发展下，黄精的传统价值逐渐被重新认识和重视，成为了中医药领域的重要保健产品。这次实践活动让我深刻意识到，作为中医药文化的传承者和创新者，我们需要不断地学习和探索，将传统的中医药知识与现代科技相结合，为人类的健康事业作出更大的贡献。

43. 师风严谨亦有情（2023级黄元坤硕士）

作为吕立江老师的一名学术型学位硕士研究生，我深刻体会到了吕老师严格的师风与对学生的真情关怀。

在承接毕业师兄的学校报销工作后，由于对流程和规定还不够理解，导致了一些细节上的疏漏，出现了差错。这些差错没能逃脱吕老师的严格审核。在每次报销的过程中，吕老师都会仔细指出我存在的问题，并耐心地一遍遍教我正确的操作方法和注意事项，使我逐渐学会了如何准确、规范地完成这项工作。吕老师的严格要求教会了我勤奋和细致，使我在工作中更加注重细节和条理性。

除了学业上的指导，吕老师还对我的个人生活和家庭情况非常关心。有一次，我父亲因为健康问题需要到杭州求医治疗。在我向吕老师请假并说明情况后，他不仅表示理解和支持，还询问了我父亲的具体情况，并嘱咐我需要帮助时要及时告知他，他会尽力提供帮助。这种关怀不仅让我感受到了导师的亲切关怀，也使我更加珍惜与老师之间的师生情谊。

通过与吕老师的相处和学习，我在学术和人格上都得到了极大地提升。在未来的学术道路上，我将以吕老师为榜样，努力成为一名优秀的临床医生、研究者，为学术研究推动中医药发展贡献自己的力量。

44. 初次见面的温暖（2024 级沈颖硕士）

作为即将入学的 2024 级新生，和吕老师接触的时间虽然还不太多，但每一次与老师的交流都让我感到非常温暖和亲切。

在寻找导师时，我怀着忐忑的心情给吕老师发了一封邮件，老师很快回复，给予我非常大的肯定和鼓励，这让当时十分焦虑的我放松和安心了许多。与老师初次见面正好是中秋节，老师忙碌了一个下午，虽然有些疲惫，但仍然不忘记关心我。老师抓了一把山核桃肉放到我的手心，并与我一起分享月饼，还送了一本刚刚出版的他主编的学术著作《脊柱病中医特色疗法》，扉页上还留下了老师刚劲有力的字迹——沈颖同学惠存。那一刻我感到非常的温暖，激动和感恩的心情难以言表，对老师也从一开始的有点"紧张""畏惧"，变得轻松自在。

能跟随这样一位优秀且温暖的恩师学习是十分幸运的，我会把初次见面的温暖转化为持续的感动和动力，推动我学业的进步！

45. 奇推妙点祛病疾（2024 级吕涵哲硕士）

作为一名吕老师的 2024 级硕士新生，我既对导师丰硕的科研成果无比敬佩，也对导师精湛的技艺和高尚的医德十分仰慕，尤其是吕老师点穴除病的事迹，最令我印象深刻。

我的一位师兄告诉我，吕老师有一次在去北京出差途中，遇到一位旅客突发"腹痛"，疼得满头大汗，车上有位来自上海的外科医生考虑是"急性胰腺炎"，需送医院紧急处理，但距离火车到站还有较长时间，就在这时，吕老师挺身而出，在与该旅客仔细沟通后，得知其腹痛发作前喝过冰啤酒等食物，从而推断其发病的原因是寒气客胃，根据中医辨证立即选取了背部两侧胃俞、脾俞、膈俞、三焦俞，及下肢两侧的足三里等穴分别进行点按，持续大约 15 分钟后，这位旅客的"腹痛"就神奇地缓解了，不久就恢复如初，车厢内的旅客和工作人员对吕老师精湛的医技及高尚的医德无不赞叹称奇。

能够在吕老师门下继续学习深造，我感到荣幸之至。我一定以吕老师为榜样，为能成为像吕老师那样医技精湛、医德高尚的中医人而努力！

46. 科学实验引我路（2024 级王炳豪硕士）

2024 年，我成为吕立江老师的学术型学位硕士研究生，意味着我的研究生学业将进入科学实验之路。进入浙江中医药大学，我首次接触到了科学实验，当时不知道如何着手，一片迷茫。吕老师从实验准备、步骤与具体的操作和要求详细地进行了讲解，使我对实验有了初步的了解。因为我本科学习期间没有系统地进行过实验操作，所以第一次进入实验室对大鼠取材的操作无从着手。大鼠取材关键操作是心脏灌注，这个过程中需要准确找到主动脉，并将针头从左心室插入主动脉，使生理盐水从主动脉流入，经过体循环从右心耳流出。但我操作了十几次还是失败，我想打退堂鼓了。但在吕老师和其他师兄的耐心操作与鼓励下，我终于操作成功了！

这次成功的经历，极大地增强了我对科研的热情和信心。感谢吕老师与师兄等科研团队的耐心指导，在这里我感受到了浓厚的科研氛围和友好的师生情谊。未来，我将继续努力进行科学研究，争取在科研道路上取得成绩。

47. 科研教学两结合（2024 级张子瑜硕士）

以教学促进科研，科研反哺教学，是吕老师一直坚持的理念。吕老师将科研学术、传授知识、培养创新创业精神和实际动手能力与思想教育有机结合，主持了多项国家自然科学基金研究项目，带领浙江推拿学科在科研学术领域不断进步，用自己多年丰富的临床经验，独创"松－拉－扳－整－复"的"五步复位法"，并通过临床多中心研究，证实该方法的有效性并实际受惠于患者。吕老师同时也是我们的"良师益友"，为同学们提供施展才华的舞台，带领各位师兄师姐们参与了多个课题的研究，并发表了多篇论文，使大家的科研能力得到了长足的进步，为浙江省乃至全国培养了多名优秀的医生。

虽然作为一名新生与吕老师相处的时间不是很长，但通过与老师的几次交流及在团队组会的学习过程中，我已深刻感受到老师团队浓厚的学术氛围，老师与师兄师姐们在科研方面的严谨求实、在临床方面的精益求精都深深地感染了我。相信在吕老师的悉心教导下，在未来几年研究生阶段的学习当中，我一定会在科研与临床能力方面取得非常大的进步，在老师的带领下为未来推拿学科领域的发展作出自己的贡献。

48. 教书育人有奇招（2024级盛威硕士）

本科阶段，吕老师就是我们的任课老师。吕老师的课生动有趣，具有鲜明的个人风格和创新的教育理念。他常通过讲故事的方式，将知识点嵌入具体的情境之中，帮助学生更好地理解和记忆。记得有一节《推拿治疗学》课上，吕老师给我们讲了他治疗一位外国友人髋关节脱位的故事，吕老师声情并茂，并配合着相应的动作，将治疗过程讲得非常明白清楚，我到现在仍记忆犹新。

吕老师通过多元化的教学手段，成功地将传统的教学转变成了一种享受学习和探索知识的过程，将不同学科的知识点相互连接，拓宽学生的视野，促进知识与临床对接应用。

三、其他学生代表述写

1. 首位名医我拜师（2021级杨柏龙师承弟子）

新昌是浙东唐诗之路的精华地、首倡地，一座天姥山，半部全唐诗，山水相连，人杰地灵，古与今完美融合，在这座诗意之城走出了首位新昌籍浙江省名中医——吕立江教授。

2021年9月30日，浙江省名中医吕立江教授工作站在新昌县中医院成立，在这意义非凡的日子，我万分荣幸地拜师吕老师门下，开启了我医学之旅的新征程。拜师之礼，庄重而肃穆。在众人的见证下，我虔诚地向师父行礼，呈上拜师帖，表达我对老师的深深敬意和求学的决心。老师微笑着接受我的敬意，目光中满是期许与鼓励，并回帖寄语"望其刻苦勤学，研究医理，弘

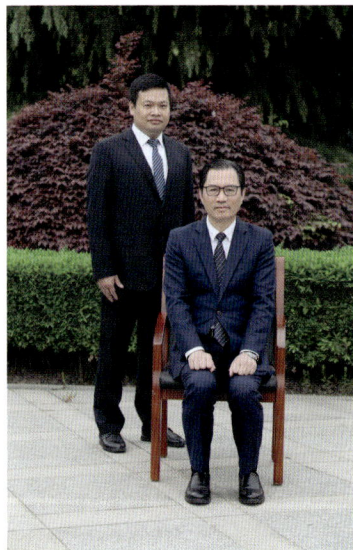

● 图6-29　吕老师与杨柏龙师承弟子

扬国医"，并赠予其主编的书籍。

从此，我将跟随师父的脚步，在师父的引领下，勇往直前。我将用心聆听师父的教诲，勤奋学习，刻苦钻研。我当全力以赴，勤学好问，传承师父的医术和医风，不负师父的悉心指导与殷切期望（图6-29）。

2. 吕老师的匠心精神（2021级袁钱炯师承弟子）

多年跟随吕老师学习中，最让我印象深刻的就是他展现出的工匠精神。从吕老师主编的教材和专著中，便能清晰地看出他所投入的巨大心血与精力，每一本都是他精心雕琢、用心打磨的杰出成果，特别是独特的颈椎、腰椎正骨手法和中医中药诊疗内科疾病的方药让我深深地着迷。他在科研方面的成果也格外突出，持续不断地推动着推拿学科大步向前发展。在门诊带教中，吕老师总是充满着生机与活力，总是能够用最简捷明了、生动有趣的语言进行讲解，让我受益匪浅。他对每一位学生都深切关爱和悉心指导，总是非常耐心地解答我们提出的每一个问题，用温和的话语鼓励我们要勇于尝试和大胆创新。

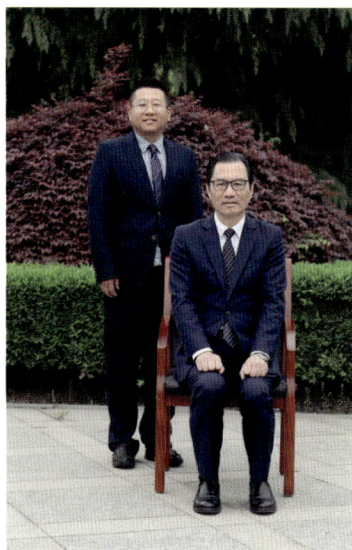

● 图6-30　吕老师与袁钱炯师承弟子

吕老师既是我前行道路上的光辉榜样，更是我在知识海洋中遨游的良师益友。在他身边学习的日子里，我时刻都能感受到他那浓浓的工匠气息和对专业的执着追求。他让我深深懂得了什么才是真正的敬业精神，什么才是真正的师者风范。吕老师用他的一言一行，诠释了"工匠精神"的深刻内涵，在我心中留下了不可磨灭的印记（图6-30）。

3. 不厌其烦医患情（2021级黄灵芝访学工程）

2021年我非常荣幸地获得了跟着吕老师访学一年的宝贵机会。这一年，我亲眼见证了吕老师和患者之间的真实诊疗场景。

吕老师遐迩闻名，患者来自天南地北，他的门诊永远都是满的、超额的。那些远道而来却挂不上号的患者，吕老师经常都会给他们加号；那些因疾病焦虑不安的患者，吕老师永远是定海神针，帮他们解除焦虑和病痛。记得有一次临近下班的傍晚，吕老师接诊了一位外省来的十来岁的脊柱侧弯小患者。患者的母亲满脸焦急，用乞求的目光望着吕老师。感叹于患者求医不易，又痛惜患者年幼而遭此疾病，吕老师连忙给予加号接诊。经过一段时间的治疗，患儿脊柱侧弯的Cobb角减小到了10°以内，个子都高了很多。吕老师很开心，他说小孩有无限可能，要健健康康地去追寻未来。结果过了春节，小患者又来就诊。细问之下才发现，患者回家后并没有遵医嘱进行康复锻炼。吕老师心痛不已，患者还"狡辩"地说，"我知道你还会治好我的，所以没太在意，也不担心"。弄得吕老师哭笑不得。吕老师一边严肃批评，一边再次认真系统治疗。他一遍又一遍地教小患者"要怎么做"，并耐心地解释"为什么要这么做"，直到小患者一见到吕老师就能先说出他要说的话。患者来复诊时，吕老师依然严格地"检查作业"。

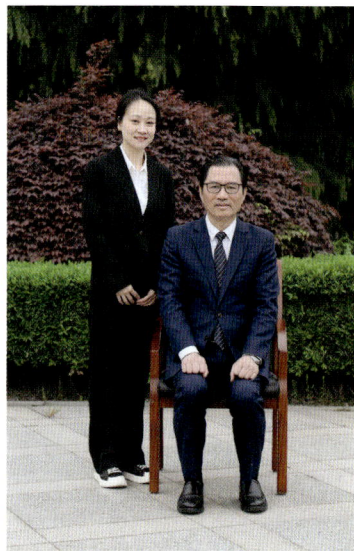

患者的锦旗，满意的笑脸，康复后专门前来真诚道谢，都是吕老师门诊里的普通寻常。吕老师的门诊温暖和谐，他是每一位患者最可靠的定心丸。

纸短情长，医患情真。在跟诊吕老师的一年时光里，我每时每刻都在见证他和患者之间的温情，感受他的仁心仁德。于患者而言，他是一位医德高尚、医术高超的大医；于我而言，他是一位言传身教、和蔼可亲的大师。如今离开吕老师身边已有两年，我却早已习惯时时提醒自己，是否依照吕老师的教导，达到了他的要求，有无辜负他的期待。前途明朗，明灯指路，以吕老师为榜样，这将时时督促我成为更合格的推拿教育者（图6-31）。

4. 开化是个好地方（2021级方诗意实习学生）

2024年1月，我来到浙江省中山医院跟随吕立江老师门诊实习。

刚到科室，吕老师也许是看到了我对陌生环境的紧张，主动问我来自哪里，我说我来自衢州开化。吕老师笑着对我说："噢，开化，开化是个好地方啊！"这一句话一下子就拉近了我和老师的距离，我的紧张情绪马上得到了放松。原来吕老师曾多次到开化县送医下乡，进行医学专题讲座，对开化较为熟悉。在接下来的实习过程中，我被老师的和蔼可亲和科室的温馨和谐所打动，也见识到了老师专业熟练的中医正骨等技术。

临床中的吕老师就像一位智者，温暖着每一位患者，为他们解除病痛。教学上，吕老师就是一位博学多才的学者，把专业知识毫无保留地教给我们。在吕老师的指导下，我不仅学到了很多临床知识，也学会了如何与患者沟通。吕老师在专业领域的深厚造诣和精湛技艺，是我学习的榜样。

附

学术传承脉络图及其合照

1.学术传承脉络图（图6-32）

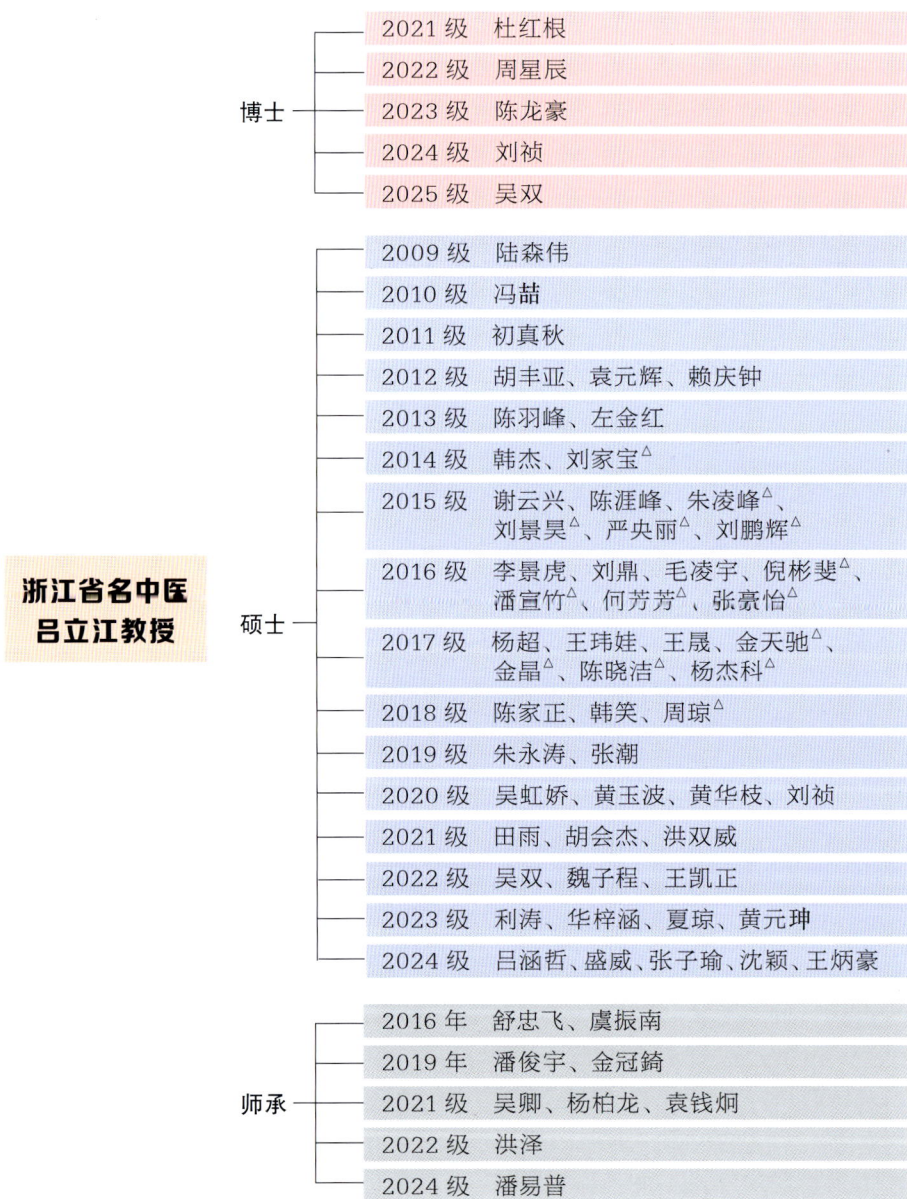

	2021 级	杜红根
	2022 级	周星辰
博士	2023 级	陈龙豪
	2024 级	刘祯
	2025 级	吴双

浙江省名中医
吕立江教授

硕士		
2009 级	陆森伟
2010 级	冯喆
2011 级	初真秋
2012 级	胡丰亚、袁元辉、赖庆钟
2013 级	陈羽峰、左金红
2014 级	韩杰、刘家宝△
2015 级	谢云兴、陈涯峰、朱凌峰△、刘景昊△、严央丽△、刘鹏辉△
2016 级	李景虎、刘鼎、毛凌宇、倪彬斐△、潘宣竹△、何芳芳、张豪怡△
2017 级	杨超、王玮娃、王晟、金天驰△、金晶△、陈晓洁△、杨杰科△
2018 级	陈家正、韩笑、周琼△
2019 级	朱永涛、张潮
2020 级	吴虹娇、黄玉波、黄华枝、刘祯
2021 级	田雨、胡会杰、洪双威
2022 级	吴双、魏子程、王凯正
2023 级	利涛、华梓涵、夏琼、黄元珅
2024 级	吕涵哲、盛威、张子瑜、沈颖、王炳豪

师承		
2016 年	舒忠飞、虞振南
2019 年	潘俊宇、金冠錡
2021 级	吴卿、杨柏龙、袁钱炯
2022 级	洪泽
2024 级	潘易普

● 图 6-32　吕立江学术脉络图（2009-2025）　　　　　　　　注：标△的为在职研究生

2.吕立江教授与其博士、硕士及师承弟子合影（图6-33）

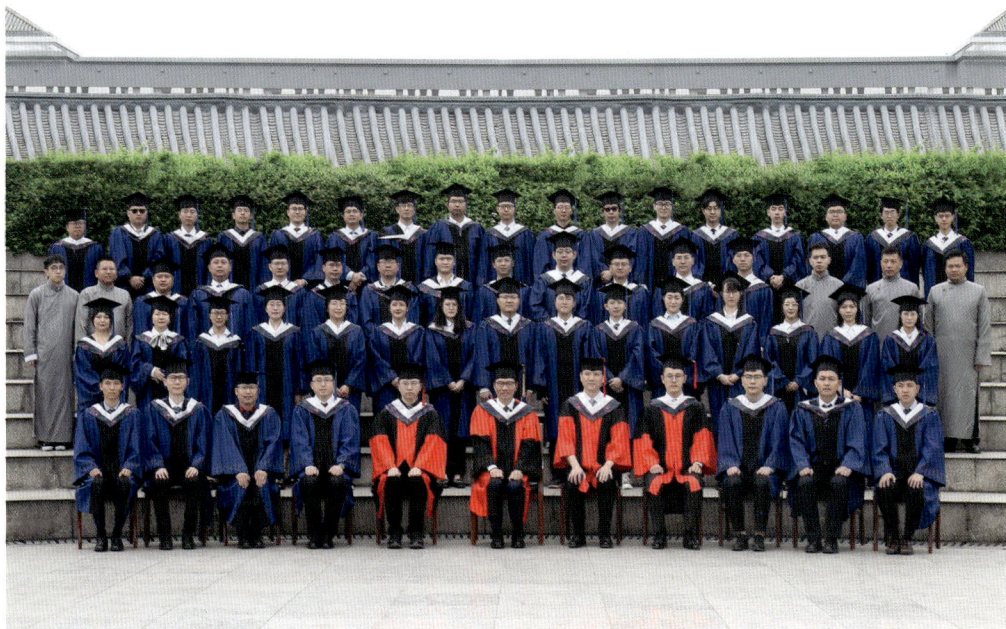

● 图 6-33　吕立江教授与其博士、硕士及师承弟子合影（2009—2023）

后 记

吕立江大事纪要

- 1984.09　浙江中医学院（现浙江中医药大学）中医学（中医骨伤方向）
- 1989.08　任浙江中医学院针灸推拿系助教
- 1989.10　参加浙江省委工作组赴乐清县政府宣传部工作
- 1992.11　国家中医药管理局（北戴河）高级师资班结业
- 1993.03　赴日本福冈大学医院访学
- 1994.10　晋升浙江中医学院讲师
- 1995.05　加入九三学社
- 1998.03　任浙江中医学院针推中医门诊部主任
- 1999.07　浙江中医学院针灸推拿专业研究生班结业
- 2000.10　晋升浙江中医学院副教授
- 2001.09　任浙江中医学院中西医结合门诊部主任
- 2004.09　清华大学现代医院高级工商管理专业研究生班结业
- 2004.11　晋升为浙江中医学院副主任中医师
- 2005.10　任杭州中山中医门诊部主任
- 2006.04　任日本综合整体医学院客座教授
- 2006.11　任九三学社浙江中医药大学支社主任委员
- 2010.10　浙江中医药大学优秀授课教师（连续5年）
- 2010.11　任浙江中医药大学第三临床医学院推拿教研室主任
- 2011.11　中央党校（社院）九三学社浙江省干部培训班结业
- 2012.05　赴中国台湾中国医药大学讲学与交流
- 2012.06　赴美国芝加哥大学医学院医学康复中心访学交流
- 2012.11　晋升浙江中医药大学教授
- 2013.01　任九三学社浙江省省委委员（连任两届）
- 2013.07　赴英国皇家医学院访学交流

- 2013.11　任国家卫生健康委员会临床重点专科带头人
- 2013.12　任九三学社浙江中医药大学委员会主任委员（连任两届）
- 2014.11　晋升浙江中医药大学主任中医师
- 2015.01　荣获九三学社中央组织部先进组工干部称号
- 2015.08　荣获九三学社浙江省"九三榜样"称号
- 2015.09　被评为浙江省师德先进个人
- 2015.11　任中国民族医药学会推拿分会副会长（连任两届）
- 2016.01　浙江省体育备战奥运会、亚运会、全运会专家组专家
- 2016.07　世界中医药学会联合会脊柱专业委员会副会长（连任两届）
- 2016.07　任浙江中医药学会推拿分会主任委员（连任两届）
- 2016.07　赴印度尼西亚巴厘岛进行中医药文化推广与交流
- 2016.11　任浙江省医学会、杭州市医学会医学鉴定专家（连任三届）
- 2017.05　赴德国罗滕堡进行中医药学术讲学与交流
- 2017.09　被评为全国住院医师心中好老师
- 2017.10　赴泰国曼谷"一带一路"中医药学术讲学与交流
- 2017.12　被评为中华中医药学会科普专家
- 2018.10　中华中医药学会推拿专业委员会副主任委员（连任两届）
- 2018.11　中国康复医学会推拿与康复分会副主任委员（连任两届）
- 2019.11　赴澳大利亚悉尼科技大学讲学与交流
- 2019.11　荣获"一带一路"中医药国际传播杰出贡献奖
- 2019.11　赴新西兰奥克兰中医学院讲学与交流
- 2020.03　任浙江中医药大学博士生导师/博士后合作导师
- 2020.12　荣获浙江省名中医
- 2020.11　荣获浙江省优秀教研室主任

- 2021.05 任教育部高等学校中医教育指导委员会推拿学联盟副理事长
- 2021.06 任世界中医药学会联合会中医手法专业委员会副会长
- 2021.09 被评为浙江中医药大学首位教师卓越奖获得者
- 2022.11 任浙江中医药大学推拿脊柱病研究所所长
- 2023.05 任国家中医药管理局中医药高水平重点学科带头人
- 2023.11 赴菲律宾马尼拉世界中医药学会联合会讲学与交流
- 2024.03 任国家中医优势专科带头人
- 2024.08 赴香港大学医学院访学交流
- 2024.11 任中华中医药学会养生专业委员会副主任委员
- 2025.03 被评为浙江中医药大学优秀博士生导师、优秀硕士生导师
- 至今： 主持国家自然科学基金面上项目4项，科研成果获浙江省科学技术奖等10余项，授权国家发明专利10余项，发表医学学术论文150余篇，其中SCI论文20余篇，主编与参编国家中医药行业规划教材与专著50余部。